新装

心の癒しマニュアル

HEALING MANUAL

気功健康法「心」編

李敬烈［著］

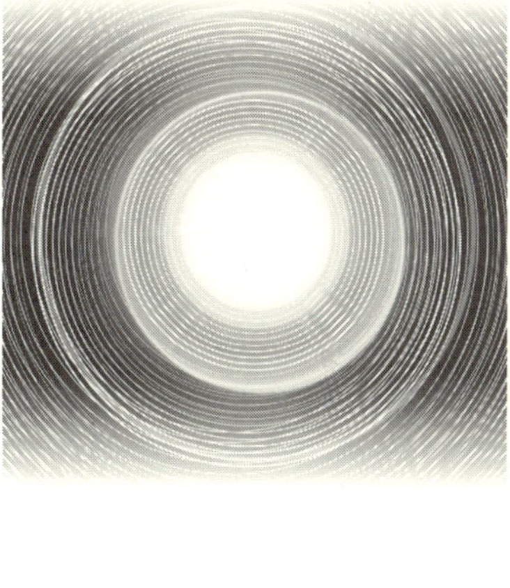

新泉社

はじめに

今、多くの人たちが、心の道を求めはじめている。自らの内面が調わなければ外面的なものがいくら豊かになっても、決して快適で幸せな生活を送ることはできないと気づくからだ。

けれども、精神世界の道というのは、内面世界、心の問題であるだけに、外的に示すことが非常にむずかしい。しかも、その地図となるべき宗教が実に古臭い、墨と筆で描かれた、大ざっぱな地図しか提示することができず、一方、心理学は非常に断片的で、何丁目のどこには薬局があってというようなミクロ的な町内地図しか見せてくれない。一体どうすれば精神的に安定でき、快適で幸せな暮らしを営むことができるのか、その道しるべを示してくれるものは、今のところ残念ながらない。

そうした中、いろいろな新興宗教が台頭して、今までにはなかったような明確さで、デジタル的なビジョンを人々に与えている。それは今までの精神世界の道案内書とは比較にならないくらい、クリアーなビジョンを与えてくれるために、本当らしく人々の目に映ってしまうのだろう。

けれども、実はいくら全体に渡って精密に描かれているとは言え、その地図そのものがまったくでたらめであって、その通りに道を通っても、どこへも行き着かない、自分の求めていた場所とは反対の方向へ導かれていくかもしれないということを、充分理解しておくべきだろう。そして、そんな地図にくらべれば、やたら古臭い手書きの地図や、小さな番地名だけがくわしくて全体像が見えない地図の方が、はるかに価値のある場合だってある。

それを判断するのは、けっきょく個人だけれども、その判断をより正しいものにするためには、心の姿、そのメカニズムをどうしても理解しておく必要がある。宗教に目覚めた人には自分に一番合った宗教を求めるために、宗教的でない人は、すぐれた環境の中でそれにふさわしい個人となるために。

では、心とは何か？

この問いにこれまで正確に答えた書はない。多くの場合、心のもつ特殊な機能やクセを中心に、その働きを断片的に述べたもので、そうした本をいくら読んでも、「じゃ、心とはいったい何なのか？」についてはまったく何もわからない、というのを多くの人が感じているはずである。とすれば、心とは「本来こんなものだと定義することができないもの」というのが、もっとも正しい定義かもしれない。それをあえて、本書では定義しようというのであるから、はなから正しいわけはない、ということになる？

本書では、わたしたちの考える心とそのメカニズムを示すことで、たんに肉体の健康だけではなく、全人的な人間の幸せを説明していきたい。それは、さまざまな心の問題を扱う上で、「わたしたちはこのように考える」という一つのモデルであって、心とは絶対にこのようなものだと断言するものではない。

実際のところ、心の構造を示すモデルは無数に描かれるはずである。その一つ一つが、もしその人を幸せに導くのであれば、どれもその人にとっての真実となり得るものである。その意味で、わたしたちの示すモデルも一つの考え方にすぎないということは理解していただきたい。

ただ、今、心の問題を抱えていたり、つらい人生を送っている人が、このモデルから自分のまちがいを見つけだして、それに対処する方法が発見されれば、ここに書かれていることは、その人にとっての真実となるだろう。

目　次

LESSON2　心が現実を作り出す

LESSON3　心を前向きに、明るくしていく方法

LESSON 1

わたしたちの「心」を知ろう

STEP 1 人間本来の心の姿

……心の中はどうなっているの?……………………

心とは何か?　まず人間の心を考える上で、「その本来の姿と本来ではない姿」というものを考えることができる。もちろんこれは厳密に「そうだ!」というのではなく、「そう考えると便利だから」というだけの理由によっている。

まず、本来の心の姿から見ていこう（図A）。はじめての人には突拍子もないことと感じるかも知れないけれども、とりあえず「こう考えてみる」ということで読んでもらいたい。

わたしたちは、心を一つの空間と考えている。この空間の上手（東西南北どちらでもよい）にはひとつの祭壇があって、そこには常に無限のエネルギーが注がれている（祭壇の形や色もどうでもよい）。その祭壇の前には「わたし」という祭司が、その祭壇を崇めている（もちろん崇めなくてもよいが）。この祭司としてのわたしを「意識」と呼んでいる。

わたしの後ろには（もちろん前でもいいが、その場合祭壇は後ろとなる）「想念の川」と呼ばれる川が流れていて、その向こうには「現実」という映像が立体スクリーンに映り、その中に肉体としての自分がいる。

そうして、本来のわたしである「意識」は、祭壇に向かったり、想念の川をのぞき込んだり、あるいは現実のスクリーンをながめた

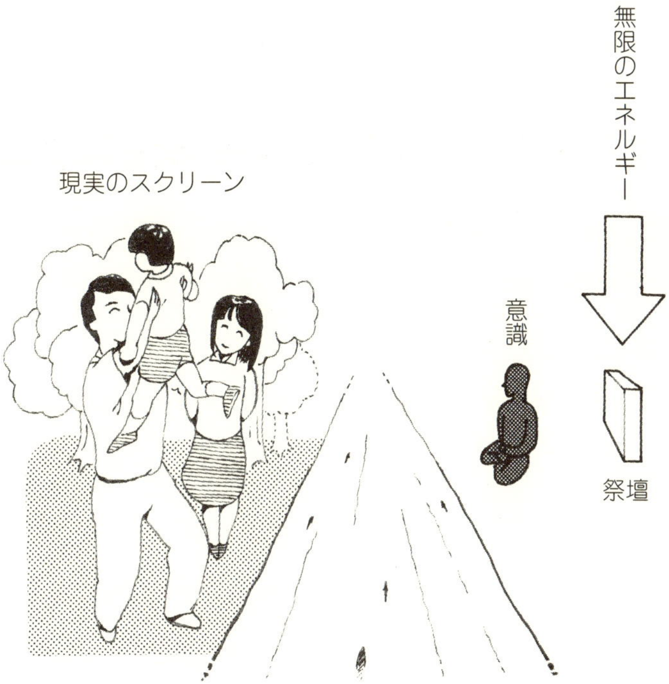

図A 「本来の心の姿」

心とは一つの空間で、無限のエネルギーが注がれている祭壇の前で、わたしである「意識」が、祭壇に向かったり、「想念の川」をのぞき込んだり、現実のスクリーンをながめている。

りしている。この「意識」をわたしたちは小さな人間の型をしたものと考えている。イメージ的に言うとドラゴン・クエストの登場人物のようなものである。

……心はどんな働きをしているの？……………………

その手には、左に網、右手にエネルギーのタクトをもって、「想念の川」を流れてくる魚（想念）を左手の網ですくい、右手のタクトでその魚にエネルギーを与え、ふたたび想念の川に返すのが彼の仕事である。

彼のこの一見馬鹿げた行動にはどのような意味があるかというと、実は想念の川からすくい上げてエネルギーを与え、放した魚（想念）はみんな「現実」のスクリーンに映ってくる。つまり、彼は現実のスクリーンに映し出すために魚（想念）にエネルギーを与えているのだ。

それで彼のつかまえる魚をよく見ると、それはすべてまだ完全ではない魚で、たとえば尾ヒレがなかったり、目玉がなかったり、半身がなかったりするものだけれども、その未完成の魚が彼につかまえられ、エネルギーを与えられると完全な魚になってしまう。こうして完全な姿になった魚がふたたび想念の川に放されると、それが「現実」という世界に踊り出ていくのだ。

彼のもっている左手の網は彼の意識にしたがって、注意を引き付けられた魚だけに伸びていく。もちろん、注意を引き付けられない魚に伸びることはない。右手のタクトからは、祭壇に注がれた無限のエネルギーのうち、魚を完成させるのに必要なエネルギーが祭壇から彼に注がれ、そのエネルギーが彼を通して右手のタクトから出ていくのだ。

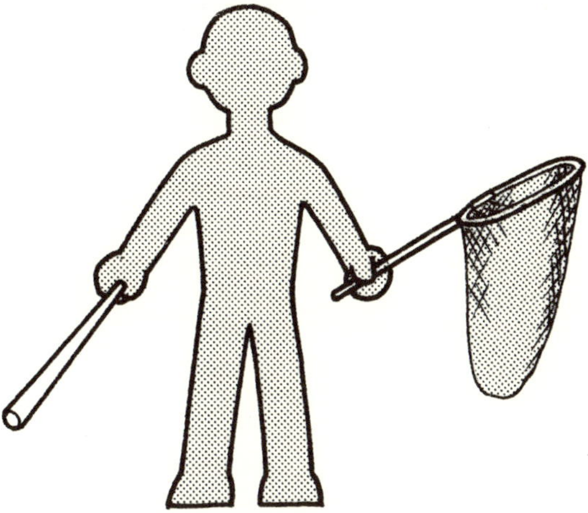

「想念の川」を流れてくる魚（完成されていない想念）を左手の網ですくい、右手のタクトでエネルギーを与え、ふたたび想念の川に返すのが「意識」の仕事。

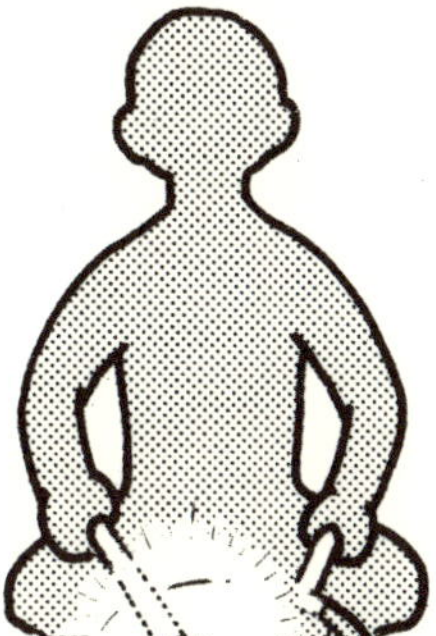

祭壇に注がれた無限のエネルギーの内から、魚を完成させるのに必要なエネルギーが「意識」に注がれ、右手のタクトを通して与えられる。すると魚は完全な姿になる。

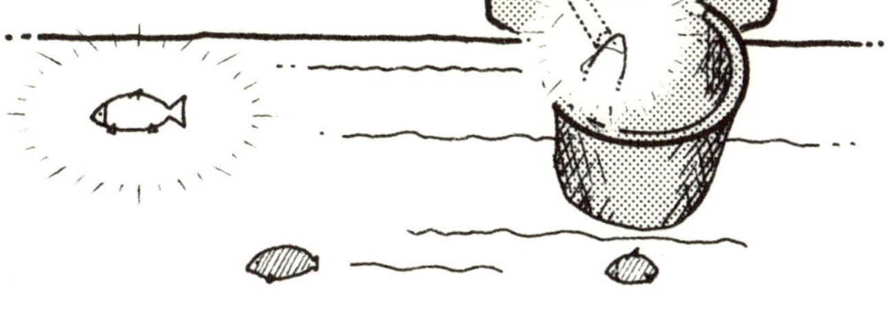

……現実はまぼろし?……

わたしたちはふつう、わたしたちが生きているこの現実の世界をリアリティーとしてとらえている。これに対し、仏教ではこの世界をマーヤ（幻）であると言う。もちろんこの考え方は古今東西、すべての宗教に共通する考え方だ。それは現実世界が、意識によって力を与えられた魚たちが繰り広げる映像の世界にすぎないと考えるからだ。

映画館のスクリーンに映る像は、今作り出されつつある現在進行形の現象ではなく、それ以前に撮影したフィルムが編集され、それが映写機にかけられて、映っているのだというのは、およそ文明人であれば誰でもが知っていることだ。トラやライオンに襲われるシーンを見て、スクリーン上のトラやライオンにナイフで斬りかかる者も、橋から落ちそうになっている人に手を差し伸べる人もいない。それは、今スクリーンで起こっていることは、すでに作り出されたものが映っているのであって、その作り出された部分を修正しないかぎり、スクリーン上の映像を変えることは決してできないことを充分によく理解しているからである。

そのようなものとしてこの現実世界はある。もちろんこれが正しいと考える必要はないが、この考え方だと説明できることがたくさんある。たとえば最近はやりの「ポジティブ思考」を考えてみよう。

……「ポジティブ思考」のしくみ……

何か現実の困難が生じたとしよう。それは運動選手がスランプに陥ったり、会社が左前になったり、体の調子が悪くなったり、あるいは受験戦争や、就職難だったりと、人はさまざまな悩みを抱えているものである。そして、人はそれをどう解決しようとしているだろうか。練習に励んだり、お金の工面に走ったり、摂生を励行したりするのが、ふつうの解決方法だ。

けれども、たんに現実世界の中で、当たり前の解決方法をやっても、それが絶対にうまくいくという保証はない。同じくらい勉強したのに、一人は受かり、一人はすべってしまうのが現実である。それを今までは、「練習量が足りないから、勉強が足りないから、工夫が足りないから」と片付けられてきた。が、「どうもそうではないらしいぞ、いくら練習量を積んでも、勝つというイメージが湧かなければ、受かるという意識をもたなければ、結局は自分の望むようにはならない」ようであり、逆に「しっかりと自分の望むイメージが描ければ、物事はうまく運ぶようだぞ」ということに、ウスウスながら気づいてきた人たちが多くなってきた。

この「自分の望むイメージを心に強く思う」というポジティブ思考も、先の図Aを参考にすればわかりやすい。想念の川にはさまざまな魚（想念）が泳いでいる。「負けるかもしれない」という想念だって、「勝つかもしれない」という想念だって流れている。もし「負けるかもしれない」という想念を取り出して、右手でエネルギーを与えると「絶対に負ける」という完成された魚として、想念の川を下り、現実のスクリーンにあらわれるだろう。逆に「勝つかもしれない」という想念を取り上げてエネルギーを与えたとすると、「絶対に勝つ」となって現実にあらわれてくるのである。

実際、試合に勝った人のほとんどが「負けるなんて思ってもみなかった」と言い、試験に受かった人は「落ちる気がしなかった」と言うものである。このように人は人生において成功する場合、決して「成功しない場面」を心に描くなんてことはしない。

……望まなければ実現しない……………………………

ここで大切なのは、現実のスクリーンに映っている自分がどれだけ練習しても、どれだけ東奔西走しても、意識が想念の川を流れる望ましい形の魚を取り上げて、それに力を与えなければ、望ましい現実はあらわれない点だ。

先の例で言うと、望ましい場面のフィルムを前もって完成させていないかぎり、決してスクリーンに映し出すことはできない（その意味では人一倍の練習や努力、工夫はそうした成功のイメージを強く与えてくれるように作用するというのも絶対に正しい）。

では、練習もしないで、ポジティブ思考だけしていれば、すべて自分の望むようにことが運ぶかというと、そうは問屋がおろさない。これは誰が考えてもそうだろう。東大に受かると思い続けたって勉強しなければダメだし、金メダルを取ると思っても練習しなければ話にならない。

それをメカニズム的に見ると、想念の川を流れてくる魚を望むように完全な姿にすると、それは優勝であっても、成功であっても必ずその通りに現実世界に姿をあらわす。しかし、おそらくはその魚は巨大なものだろう。もしも現実世界の自分の姿がひ弱なものであれば、その魚を決して自分のものにすることはできないに違いない。もちろんその魚が自分の姿の大きさに比例して、小さなものであればつかむことはできるだろうが。

つまり、ある程度現実の自分の姿が、その魚をつかまえられるだけに調節されていなければ、決して望むことは実現しない。すると、ポジティブ思考の意味もはっきりとする。

ポジティブな思考は、現実の世界の中に望ましい形の魚を確実にあらわす。もし、その魚をつかまえられるだけの体力、技術力、勉強、人間関係等々を培っていたら、その魚は確実に自分のものになるだろう。が、それに見合うだけの現実の自分が作られていなければ、決して自分のものとはならないだろう。

……「ネガティブ思考」のしくみ……………………………

では、これとは逆にネガティブ思考をするとどうなるのだろう。これは「負けるかもしれない」が「絶対に負ける」となり、「倒産するかもしれない」が「絶対に倒産する」となっていく。

この場合も同じように、現実のスクリーンにその形をとった魚があらわれる。しかし、大きさが違うのだ。「負ける」という魚は「勝つ」という魚よりも小さく、「倒産する」という魚は「成功する」という魚よりも遥かに小さい。すると現実にあらわれたとき、どのような準備をしていなくてもつかめるので、現実世界の中の自分はそれをたやすくつかんでしまう。いや、意識的にはつかまないかもしれないが、すっぽりと手の中に、あるいはポケットの中に納まってしまうのである。

このようにポジティブ想念が現実になると大きな魚となってつかみにくく、ネガティブ想念は小さな魚となって誰にでも入っていこうとする性質をもっていることが、一般にポジティブなことが起こりにくく、ネガティブなことが起こりやすい一つの理由だ。

と、ここまで考えてくると、必要以上の体力、技術力を具えた一流のスポーツ選手が、優勝をつかみ取るのは、ひとえにポジティブ思考が重要であることもわかるし、一般の人が自分の夢を実現させるためには、ポジティブ思考と同時に自分をそれにふさわしい器にしていくことが大切であることがわかる。

STEP 2

本来ではない、ふつうの人の心の姿

……川に落ちてもがいている人間……………………………

つぎに、わたしたちの本来ではない心の姿を見てみよう。

先に、わたしたちの「意識」の前には「想念の川」が流れていると説明した。それが本来の心の姿であった。が、「意識」はあるとき、想念の川の魚を取り損ねて川に落ちてしまう！　そうしてバタバタともがいているうちにどんどん沈んでいくのだ。

まわりを見まわしてみると、さまざまな形の未完成の魚が泳ぎまわっているし、遠くには想念の川を通して、現実のスクリーンがぼんやりと眺められる。それはちょうど水族館にある巨大な回遊式の水槽に入り込んだようなもので、まわりには泳ぎまわる魚がいて、水槽のガラス越しに見物している人たち（現実世界）が見えるというような感じだ。

こうなってしまうと、よっぽど注意して見ないかぎり、水槽の中のようすなのかガラス越しに見た水槽の外のようすなのか、わからなくなってしまう。何より困ったことは、左手の網、右手のタクトはつかんだままで、やたらバタバタするものだから、右手からそれこそ無節操にエネルギーが流れ出て、それまで自分の望む魚にだけエネルギーを与えて完全な魚にさせていたのが、望むもの望まないものに関係なく、近寄ってくる魚すべてを現実のスクリーンにあらわれさせてしまうことになるのだ。

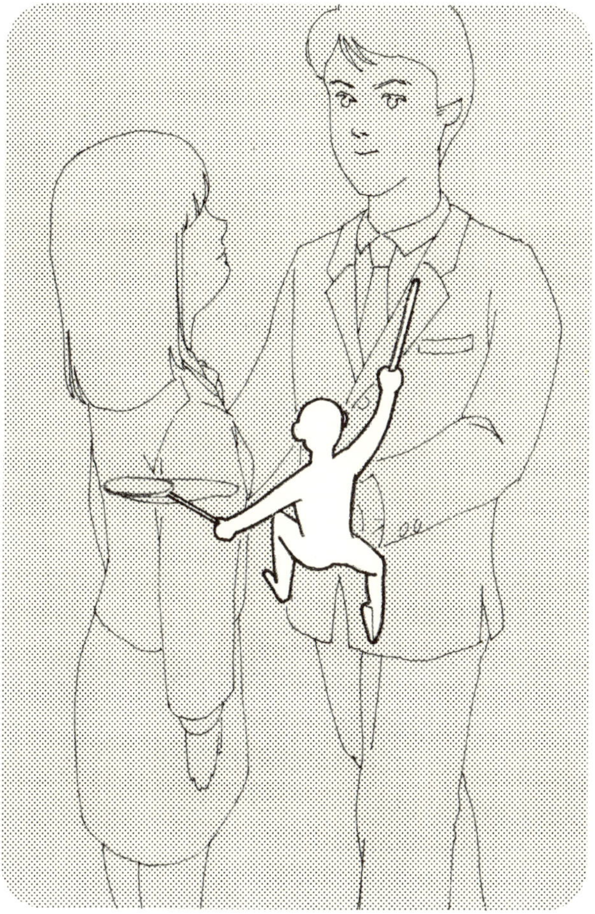

「想念の川」に落ちてしまった「意識」からは、現実のスクリーンがぼんやりとしか見えない。まるで水槽の中からガラス越しに外を見ているようなものだ。

これはちょっと考えても異常な世界である。近寄ってくる想念が「金持ちになる」でも「金がなくなる」でも同じように力が与えられて、現実にあらわれるわけだから、現実は混乱するしかない。

そのむかし見習いの魔法使いが修行の結果、すべてを金に変えることができるようになったが、それをコントロールする力を身につけないうちに、金に変える力だけを身につけたため、食べるものも飲むものも触れるものはすべて金に変わったという神話があるが、それと同じような混乱だ。

「ふーん、世の中そんな異常な心をもっている人がいるのか、ごくろうさんなこった。でもまぁ、それは本来ではない心の姿だから、わたしには関係ないさ」と思う人も多いだろう。が、残念ながら今の人類で、本来の心の姿をもっているのは、俗に「聖人」と呼ばれる人を除いては、まったくいないと断言できる。わたしたちも含めて、あなたも確実にこの異常な心のもち主なのだ（もし本来の心のもち主であれば、こんな本を買って読むはずがない）。

……心とはわたしたちの視界の範囲……………………

先に「本来の心」のところで、心とは一つの空間だと述べたが、正確には「心とは意識が見渡せる範囲、意識できる範囲の空間である」というのが正しい。

すると、本来の心では、意識は想念の川全体、現実のスクリーン全体、祭壇、祭壇に注がれる無限のエネルギーを充分に見渡すことができて、図 A で示されるもの全体が心と呼ばれるものとなる。けれども、想念の川に落ち込んでしまった意識では、当然ながら祭壇や無限のエネルギーを見ることはできないし、わずかに意識のまわりの想念の川のようすしか見ることができず、現実のスクリーン

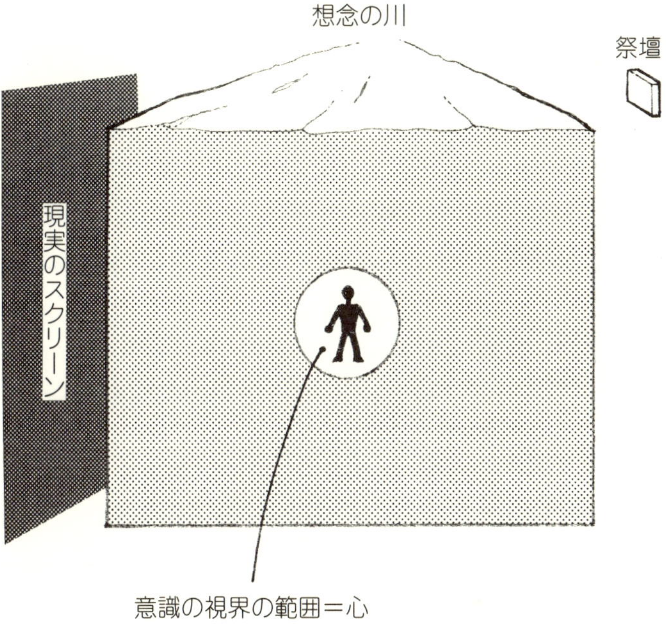

「心とは意識が見渡せる範囲」
想念の川に落ち込んでしまった意識からは、祭壇や無限のエネルギーを見ることはできず、現実のスクリーンもぼんやりしていて、わずかにまわりの川のようすしか見えない。

もぼんやりとしか見えない。つまり、想念の川に沈み込んでしまった意識は、極端に視野を狭められることになるが、この狭められた視界の範囲が、その人の心になるのである。

このように意識が想念の川に沈み込み、心が本来の姿でなくなってしまったことを、宗教の世界では古くから「失楽」や「堕落」あるいは「業」とか「原罪」とさまざまに呼んでいるが、この異常な心をもとの本来の心に戻そうとするのが、すべての宗教の出発であり、ゴールなのである。

では、どのようにして本来の心に戻れるのだろうか？ということになるが、その前に異常な心の世界のことをくわしく知らなければ、多くのメソッドは役に立たないものになる。そこで一つ一つ、この異常な心の世界を分析していってみよう。

STEP

3 心に描いたことはあなたの望んだこと？

……「想念の川」の流れに乗って……………………………

まず、わたしたちの意識が落ち込んでしまった「想念の川」をくわしく見てみよう。

これは流れをもっている。流れるから「川」と呼んでいるのだが、その流れに乗って、未完成の想念は流れてきて意識にぶち当たる、というよりは左手の網の中にすっぽりと入り込む。

本来の心であれば、左手の網に入るのは自分の注意が向けられた魚、すなわち望んだ魚だったのに、今は望むものだけでなく、望まないものも川の流れに乗ってやってきて、勝手に網にひっかかってしまう。そしてややこしいことに、意識は左手の網に入ったものをことごとく自らが望んだものとして誤解してしまうのである。

たとえばスーパー・マーケットに行ったとしよう。行く前は「今日は野菜サラダにしよう。ニンジンとマヨネーズがあれば、あとは家にレタスもキャベツもサラダ菜もあるから野菜サラダはできる」と思っていても、実際手にカゴをぶら下げて店内を歩いているうちに、あれもこれもと手が伸びて、けっきょく野菜サラダが酢豚と巻寿司とチキン・サラダになっていた……というような経験がだれにでもあるはずだ。では、酢豚や巻寿司は本人が無意識に買ったものかというと、それは違う。

確かに最初に決めたこととは違うが、スーパーに行って、その場で決めたことである。これを衝動買いと一般では言っているが、おもしろいことは、あれほどそのときは必要なもののように思われたものなのに、家に帰って冷静になって見ると、多くの場合「何でこんなもの買ったのだろう？」と思う点である。

……もともと望んでいなかったことをしてしまう……

そう、それはもともと望んだものではなかった。いや望まなかったものだったかもしれない。しかし、スーパーで欲しいと思ったのも確かである。つまり本来意識がとらえていたニンジンとマヨネーズのほかに、勝手に意識の左手の網に入り込んできた酢豚と巻寿司とチキンをあたかも前から自分の望んでいたものと勘違いしてしまったのだ。

このように、人はよっぽど注意していないかぎり、意識に入り込んできた想念を自分が望んだ想念と勘違いしてしまい、それにエネルギーを送り、現実にあらわしてしまうのである（この場合は現実に自分がそのものを買うことである）。するとここで、一つ忠告を与えることができる。

今あなたが心に描いたことは
あなたが本当に望んだものであるかどうか
気をつけて見るべきである

わたしたちが本来の心であったとき、わたしたちは想念の川全体を見渡すこともできたし、あるスポットだけに目を凝らすこともできた。そうして、その川から望む魚だけに手を伸ばしていたのだが、いかんせん川の中に落ち込んでしまったため、今や全体を眺めることも、遠くを見通すこともできなくなってしまった（残念ながら水中メガネはしていない）。なのに左手の網に入り込んだものを自分が望んだものであると認識するクセだけは残ってしまったのである。

そこで、まず心に浮かんだ想念（左手の網に入った魚）をよく見て、望むものであれば積極的に力を与え、望むものでなければ放してしまうことができなければならないのである。

……漂う「感情」の石コロ、チリ……………………………

想念の川が流れるということは理解していただけたかと思うが、この想念の川、実は水面に近いほど透明に澄んでいて、底に行けば行くほど濁った様相を呈している。

ふつうの川を思い描いていただければ、簡単に納得できるだろうが、川の透明度を決めているのは水中の浮遊物である。つまり、ドロやチリの類がたくさんあれば透明度が悪く、少なければ透明度はよい、あるいは大きな浮遊物があると透明度は悪く、小さなものではよいわけである。

では、この想念の川の浮遊物は何かというと、すべて、想念という魚が分解したものである。その分解物のうち質量の重いものは沈み、軽い物は浮かんで川の透明度を決めているのである。具体的に想念が分解したものとは何かというと、後でくわしく述べるように、「イメージと言語と感情（「感じ」を含む）」になるが、そのうち感情が圧倒的な割合を占めている。

感情というと目にも見えず、手にも触れないものなのに、感じることだけはできるという、なかなか手に負えないようなものとして考えがちだが、今はこの感情を石コロや砂ツブ、ほこりやチリのようなものとして考えていただきたい。

たとえば、憂鬱な感情はウキウキする感情よりも重いようにイメージされ、快活さは恨みより軽いようにイメージされるだろう。そのように一つ一つの感情はその重さによって、川の底から川面までを漂っているのだ。

……想念の川の4つの階層……

そこで、その感情の性質にしたがって、便宜上、想念の川を４つの階層に分けてみよう。まず一番下が「ネガティブな感情が流れるゾーン」。つぎが「ポジティブな感情が流れるゾーン」。その上が「すべてが満たされている」という感じが流れるゾーンで、一番上が「平安」という感じのゾーンだ。もちろん想念の川の透明度はそれ自体グラデーションになっているので、さらに細かく分けることもできるが､心の性質を知るにはこの４つの分け方が理解しやすい。

同じ想念の川に沈んだ意識でも、「ネガティブ・ゾーンに沈んでいる意識と」「ポジティブ・ゾーン」に沈んでいる意識では視界の広さに確実な違いがある。それは、それぞれのゾーンの透明度と関係するのだが、その透明度によって、現実のスクリーンを見る視界の広さもまた、限定されてくることになる。

本来の心の姿であれば、意識は想念の川だけでなく、現実のスクリーンも、その全体を見渡せる視野をもっていたのに、川に沈み込んでしまった意識は、その川の水を通してしか現実のスクリーンを見ることができない。するとネガティブに沈んでいる意識は、その水の濁りのために現実のスクリーンを正確に見ることがむずかしい。より上のゾーンにある意識は、その透明さのおかげでかなり正確に見ることができるだろう、と理解できるだろう。

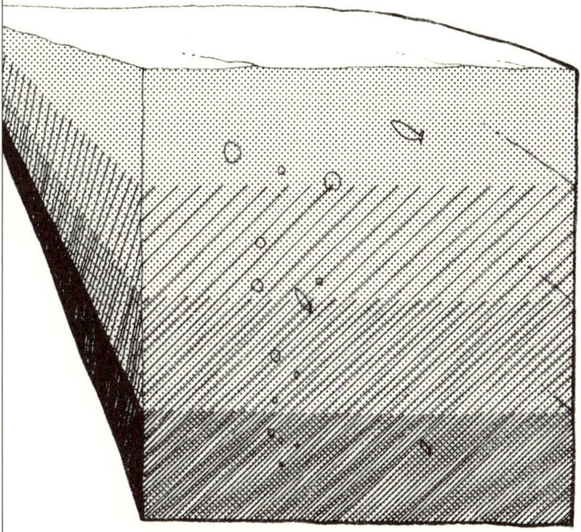

「想念の川の４つの階層」
同じ想念の川に沈んだ意識でも、階層によって視界の広さに違いがある。より上のゾーンにいる方が透明でより正確に見ることができる。

わたしたちは現実をかなり歪めて見ている。たとえば、ある有名な話にこういうのがある。

ある教授が大学でのはじめての講義で、学生たちに、科学にたずさわる者は、第一にまず、物事をよく観察することが大切であると話した後に、それから時には勇気を出してチャレンジすることも非常に大切であると言って、目の前に置いていた泥水の入ったビーカーに人差指を入れ、それを口にもっていきペロリとなめて見せた。「さぁ、君たちの内、勇気のある者はわたしがやったようにやってみなさい」と言うと、学生たちはつぎからつぎへとビーカーの泥水をなめていった。教授はそれを見て、「君たちの勇気は称賛しよう。しかし科学者としてまず第一に大切なのは、物事をよく観察することである。わたしは人差指をビーカーに入れ、中指をなめたのに、それをよく観察し、そのようにした者は一人もいなかった」と言って物事をありのままに見るむずかしさを強調した。

この場合、おそらく先に勇気を説き、後に観察の重要さを強調したとすれば、全員指先のトリックを見抜いたかもしれないが、勇気を強調した後では、勇気という考えを通して見たために事実が正確にとらえられなかったのである。

このように、わたしたちは自分の考えごとを通して物事を見ているのであって、決して事実をありのまま、クリアーに見ているのではない。そしてこの「自分の考えごと」というのが想念の川なのである。

……「類は友を呼ぶ」のはなぜ？……………………………

前書『だれにでもできる気功健康法』では、心というものは頭の中や胸の中にあるのではなく、「体のまわりを取り巻いているもの」

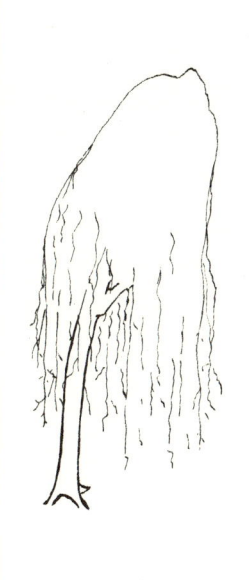

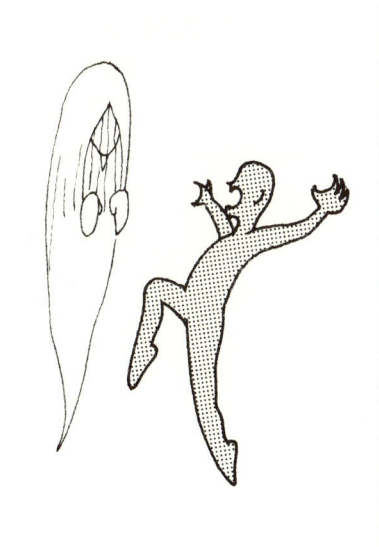

想念の川を通して見ると、現実
の世界がゆがんだ映像となる。

だと説明したが、意識がネガティブの底に沈むと、この心（雰囲気）は6のエネルギーによってどす黒く、不透明になり、意識の位置が上に上がってくると、この濁りがしだいにきれいに澄んでいく。
　すると、ネガティブの底にいる意識では、同じ現実を見るのでも、どす黒い自分の心（雰囲気）を通して見ることになるため、そうとう不正確にしか見えないことは容易に想像できる。そして、意識が本来の位置にたどり着いていない、すなわち想念の川に沈み込んでしまったわたしたちは、濃淡や色合いは個人によってさまざまに異なるが、すべて一様にこの雰囲気という色めがねを通してしか現実を見ることはできないのだ。
　このあたりのことが、たとえば同じ映画を見ても人によってさまざまな印象をもったり、一つの物事に対していろいろな見方がある理由だ。そしておもしろいことに、意識の位置がだいたい同じくらいの者同士は集団を作りやすい傾向にある。
　それはおそらく、現実のスクリーンを見る歪み方、意識の視野の広さ、狭さが同じくらいの者は、同じ価値観をもちやすいのだろう。「類は友を呼ぶ」と言うが、こうして見てくると「類」とは想念の川の中での意識の位置（高さ）ということになる。そして、同じ意識の位置にあるものは概して同じような雰囲気（心のようす）をもつようになる。このため、ある集団を見ると、誰を見ても同じように見えてしまうのだが、それは決して服装や態度の問題ではないのである。
　そして深いネガティブに沈んだ意識が、この現実を異常と感じるような見方でみると同時に、自分のことばかりを大切にし、他人のことはいっさい目に入らないような行動に走るのも、けっきょくは現実のスクリーンに対する視野が極端に狭められてしまったからなのである。

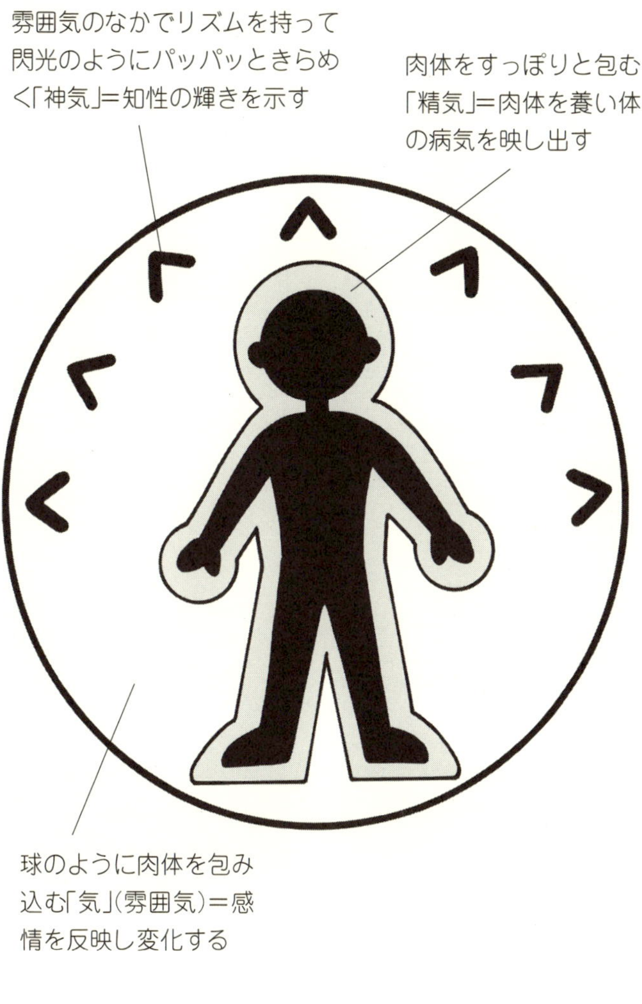
雰囲気のなかでリズムを持って
閃光のようにパッパッときらめく「神気」＝知性の輝きを示す
肉体をすっぽりと包む
「精気」＝肉体を養い体の病気を映し出す
球のように肉体を包み込む「気」（雰囲気）＝感情を反映し変化する

「心は体のまわりを取り巻いているもの」
（『だれにでもできる気功健康法』参照）

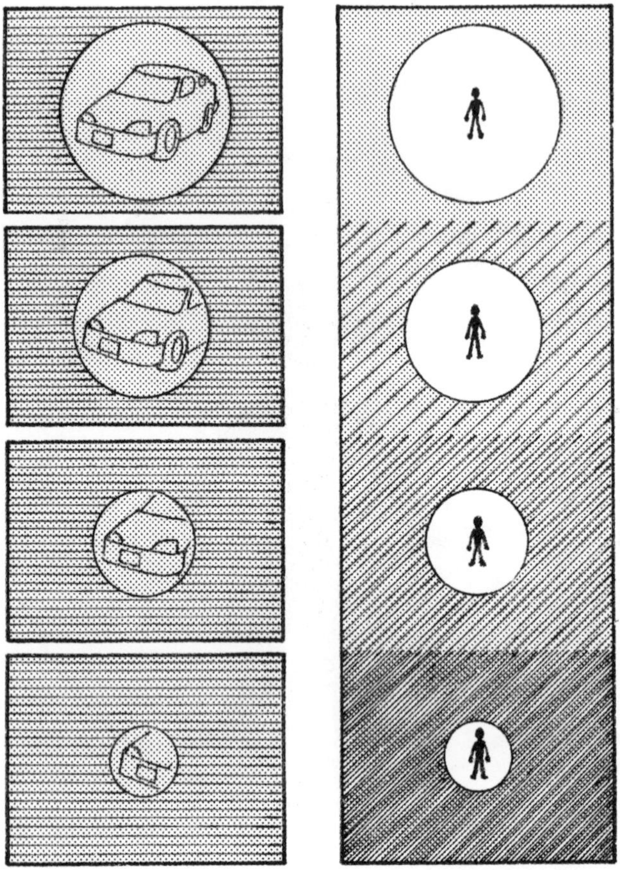

「心の広さに応じて現実に対する視野も広がる」
深いネガティブに沈んだ意識は、視野が極端に狭められ、自分のことばかり大切にし、他人のことはいっさい目に入らない。

STEP 4

「心が重い、心が軽い」とはどんなこと？

……重たい感情、軽い感情……………………………………

　意識は沈んでいる。けれども、「沈んでいる」というのは語弊で、底まで沈んでいる意識もあれば、川面に近いところまで浮かんでいる意識もある（ちなみに意識は基本的に川の中を自由に動くことはないし、流されることもない。ただ、その場を上下するだけである、と一応仮定してください）。そして、その人の意識の上下位置を決めているのは、本人の抱いている感情の質（大きく分けてネガティブ、ポジティブ、満たされ、平安）なのだ。

　先に、川底の方には重たい感情が流れ、上に行くほど軽い感情が流れると述べたが、その本人の感情が重いものであれば、その人は底の方にいて、軽ければ上の方にいると言うことができる。実際に人はポジティブな感情を抱いたとき、「舞い上がるような感じ」を感じるものだし、ネガティブな感情を抱いたときには「落ち込む」と表現するように沈んでいく感じを抱くものだ。そして、この上下を繰り返しながらも、人はだいたいその個人の定位置というものをもっている。

　この定位置というのは、その人がこれまで作り出してきたポジティブとネガティブの感情が差し引きされて出てくる位置で、つまりその人がふだんもっとも平均して抱いている感情の質をあらわす位置だ。前書では、雰囲気の中に残っているネガティブの感情（6）

ということで説明した。そして、ネガティブ感情が多く雰囲気に残っている人は、実際に心が重いと感じられ、ネガティブ感情があまりない人では心が軽いと感じられるものであるという具合に述べた。

想念の川で考えると、心が重いのは、意識が想念の川の深いところに沈んでいる状態、心が軽いのは意識が上の方に浮かんでいる状態となる。川は底に行けば行くほどヘドロのように重たい感情やイメージ、言語が流れており、逆に上に行けば行くほど、軽い感情やイメージ、言語しか流れてこない。

……沈んだ人は重たい感情ばかり抱く……………………

すると沈み込んでしまった意識にとって、心という意識の視野の範囲にはヘドロのように重い感情や、イメージ、言語ばかりが流れてくることになるし、逆に上に浮かび上がった意識では、心の中に軽い（細かい）感情や、イメージ、言語しか流れないということになる。これが心の重さや軽さとして感じられるわけである。

たとえば、上司に失敗を責められて落ち込んだとすると、その落ち込んだ位置にふさわしいことばが出てくる。「俺はいつだってこうだ。学生時代もこんな失敗たくさんしたし……」とか「あの上司はわがままなんだ。俺のまわりにはあんなわがままな奴が死ぬほどいて、それでいつも俺ばかりが責められる」とか、「俺はまちがっていないのに、○○のせいで怒られた」といったものが、つぎからつぎへと止めどなく出てくるはずだ。

多くの人は、そうしたことばを自分が考えていることのように思う。しかし、実際は意識がそうした想念や言語が流れる深さまで落ち込み、その高さでつぎからつぎへとやってきては左手の網に勝手

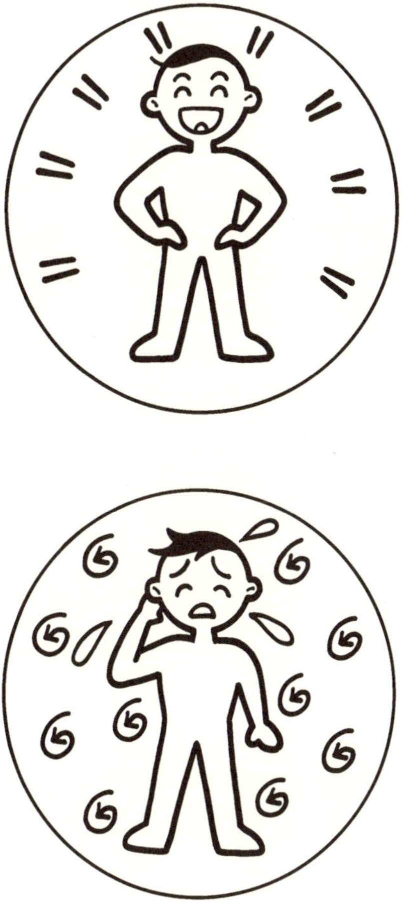

ネガティブの感情（6）が雰囲気に多く残っている人は、実際に心が重いと感じられ、ネガティブ感情があまりない人は心が軽いと感じられる。
（『だれにでもできる気功健康法』参照）

に入ってくる、そうした想念や言語を、自分の思い、感じ、考えと錯覚しているだけなのだ。

だから、それほど極端に落ち込まなかったような場合だと、別の想念や言語、あるいはイメージが流れてくるわけで、同じように失敗しても「失敗したのはしょうがない。これから気をつければいいんだ」といったことばが流れるだけかもしれない。

もちろんこの逆の場合だってある。ちょっと人に誉められて有頂天になると、「わたしには実力があるんだ」「わたしの未来はバラ色よ」「将来はお金もあって地位もあって、好きなことやって暮らせる」といったことをつぎからつぎへと考えるだろう。

しかし、この場合も実際のところ、考えているというのではなく、少しだけ上に上がって、そこを流れている想念や言語、イメージをつぎからつぎへと受けとって、それを自分の考えのように思っているだけのことなのだ。

STEP

5 「考える」ことの本当の意味

……「想念」とはどんなもの？……………………………

多くの人が「考える」と思っている行為が、実は本当には考えているのではなく、たんに流れてくる想念や想念の分解物を自分のもののように錯覚して、まるで連想ゲームのようにつぎからつぎへとつかんでいるだけだとすれば、本当の意味で「考える」とはどういうことなのだろう？

そのテーマに入る前に、想念の川を流れている魚、つまり「想念」というものがどういうものなのかを見ていかなければならない。ここでもちょっとイメージしにくい話になるが、そんなものかというぐらいでお付合い願いたい。

想念は基本的に「三重構造をもつ物質のようなもの」と考えることができる。

まず、核のところにイメージ（映像）があって、そこから放射状になった言語の枝が伸びている。その言語の枝に無数の感情の花が咲いているという構造だ。あるいはこれまで「魚」と呼んできたことからすれば、イメージの頭に、言語の骨、そして感情の肉ということになるが、いずれにしろ「イメージと言語と感情」の３つが組み合わされたものである。

先に想念の川を流れているものは、「完成されてはいない魚」だと述べた。それは、一つ一つの想念ははっきりしたイメージ、必要最低限の言語、そして充分な量の感情がそろって完成されたものとなるのに対して、川を流れているものは、たとえばイメージが明瞭でないもの、言語の枝（骨）の数が少ないもの、感情の花（肉）が充分ではないもの、またはそれらの組合せというように、完成されてはいないものなのだからである。

……「どう生きるか」こそ「考える」こと……

そして、「考える」という行為は、完成された想念を作り出す行為だ。

完成された想念は必ず現実のスクリーンに映ってくることを考えれば、これは実に創造的な行為である。逆に言うと、創造をともなわない「考えごと」は、極言するとまったく無駄であるとさえ言える。

つまり、自分はこの人生（実際には現実のスクリーンに映る映像でしかないが）で、どのような生きざまをしたいのか、それを実際にあらわしていく、つまり実現していくことが「考える」という行為なのである。

人間関係で悩むのであれば、それを改善するために「考え」、仕事に行きづまったのであれば、それを打開するために「考える」のであって、人の悪口をつぎからつぎへと連想ゲームのように吐き出したり、自分の正当性を頭の中で演説することでも、自分の運のなさを嘆くことでもない。それらは自分が考えているように思えるかもしれないが、実際のところ、つぎからつぎへとやってくる未完成の想念やその分解物をつぎからつぎへと受け止めて、自分の考えのように錯覚しているだけにすぎない。

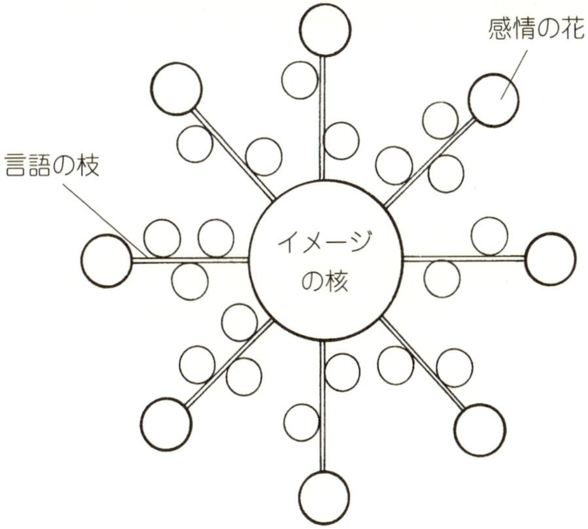

想念は、はっきりしたイメージ、必要最低限の言語、そして充分な量の感情がそろって完成される。

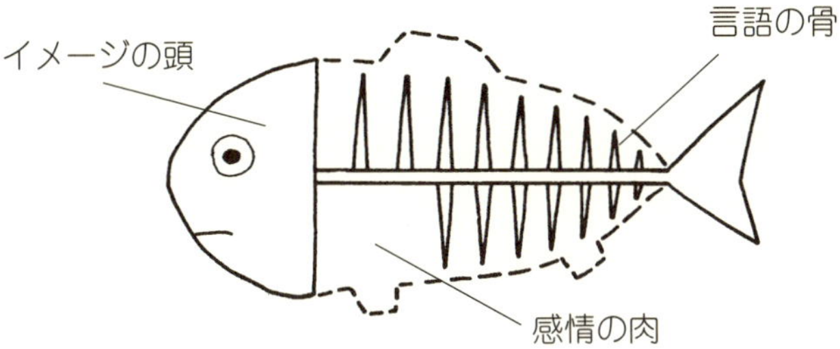

想念の川を流れているのは、イメージが明瞭でない、言語の枝（骨）の数が少ない、感情の花（肉）が充分でない、またはそれらが組み合わさったもののように、完成されてない。

……ネガティブな想念が悪い結果を生む………………

さて、この未完成の想念に力を与えて、完全なものとして現実のスクリーンに映し出すという行為、つまり「考える」という行為は、残念ながらポジティブにもネガティブにも働く。そこで非常に厄介なことになる。

どのようなものに対してもそれが良い結果を生むように想念が作られれば、それは良い結果として現実にあらわれるのに対して、悪い結果を生むように用いられれば、必ず悪い結果を生むからだ。

「わたしは大丈夫、わたしは悪い結果を生むような想念なんて作り出していませんから」と多くの人は考えるだろう。そう、その意味では人は基本的には善意なのではある。しかし、メカニズムは厳密に働く。

たとえば、まだ足が充分に発達していない幼児が危ない道を歩いていたとしよう。それを見て「危ない、危ない、そんなところ歩いてたら転ぶぞ」と、人は声をかける。それが自分の子どもであれば、なおさらのことである。そして、子どもは転ぶ。「ほうら、だから言ったじゃないか」といって、長々と説教を繰り広げるのである。もちろん親は子どもに危ない目をさせたくないからそうするのであって、確かにこれは完全に善意である。誰も自分の子どもが転べばいいと願う親はいない。

しかし、実際のところその親は、子どもが転ぶというのを明確にイメージし、転ぶことに関するさまざまな言語(「転ぶ」だけでもよい)を用い、ありあまる感情(転んで欲しくない)をそこに注いだ。つまり、転ぶという想念を完成させたわけである。すると現実の世界にそれがあらわれて、子どもは見事に転ぶ。

「どうだ、言った通りだろう」

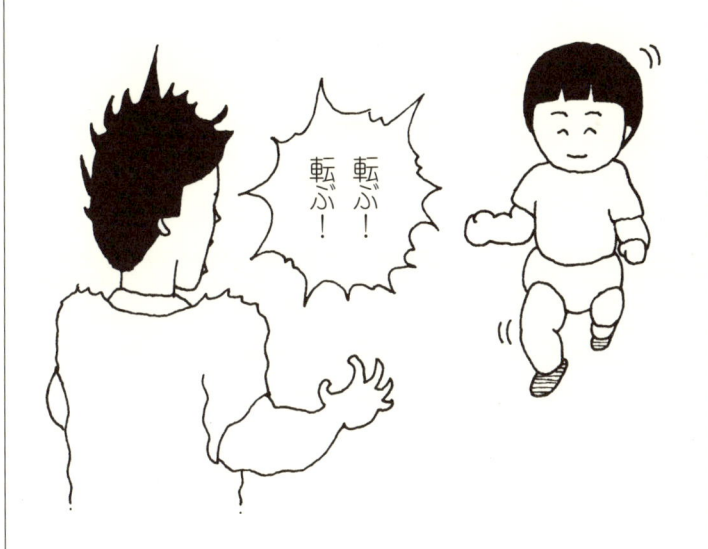

「子どもが転ぶ」とイメージし、「転ぶ」という言語を用い、転ぶことに関する感情を注ぐと、「転ぶ」という想念が完成し、それが現実にあらわれ、見事に転ぶ！

これはほとんど呪いに近い。実際のところ自分が子どもを転ばしているかもしれないのに、その後、説教するのは、子どもにとっては本当にいい迷惑である。しかも親は自分は正しいことをやったと思っているからややこしい。

そう考えるとこれに類することは、いたるところで見受けられる。そして、そういう結果になったとき「ほうら、やっぱりね」と言うのである。違う！　そういう結果になったのは、そういう想念が完成されたからであって、当の本人の問題ではなく、「ほうら、やっぱりね」と言った人の責任かもしれないのである。

……完成させた想念は必ず現実にあらわれる…………

古くから仏教では「因果」ということが説かれている。これは原因と結果ということで、原因が作られれば必ずその結果があらわれる、あるいは現象としてあらわれたことは必ずその原因があるということだ。多くの場合「因果応報」というのは、人を殺したから自分も殺される、人に親切にすると自分にその親切が返ってくるという具合に考えられている。しかし、これはちょっと違っていて、このメカニズムは、現実という原因が別の現実という結果を招くというのではなく、「想念の完成という原因が現実のスクリーンにあらわれて結果となる」ことを示したものなのだ。これを仏教では「三界は唯心の所現」と言う。

先の子どもが転ぶという例では、親は本来ならたとえ危なそうに見えても、「子どもは転ばない」「絶対にケガをしない」と心に強く思うことが真の善意であり、しなければならないことなのに、ケガをしないように「危ない！　転ぶ、転ぶ！」と叫ぶのは、たとえ善意であったにしろ、悪意のようなものだ。

それが無意識的に行なわれるところに、この問題の厄介さはあるのだが、遠く離れたところにいる子どもが、「ひもじい思いをしていないだろうか、悪い人にだまされてはいないだろうか、事故をしていないだろうか」と心配するのは、人間であれば誰もが認める親心、人情であって、その子のことをまったく心配しないのは逆に薄情だ、と常識ではなる。しかし、その常識がひょっとすると子どもの不幸の原因となるかもしれないのであれば、明らかにまちがった常識だろう。

……幸せや健康など望ましいことを思い描こう………

といって、わたしたちは非常識になれというのではない。子どものことが気になるのであれば、望ましくないことを考えるのではなく、「望ましい姿」を考えるべきであり、「幸せや健康」を強く思い描くべきなのだ。

その意味で心配ごとは、何の意味もないものというよりは、明らかに現実を悪くしてしまう悪であると断言してさしつかえない。すべきことは心配ごとを悩んだり、心配することではなく、望ましい姿を心の中に保ちながら、どのように解決していくかを考えることである。

先の例で、上司に叱られたとき、落ち込んで「俺はいつだってこうだ、学生時代もこんな失敗をしたし……」と考えるのは、真に考えることではなく、たんにそれに見合った想念を受け取っただけだと述べたが、そのとき「じゃ、どうすればいいのだと」それを解決するプランを立て、望ましい姿を明確にイメージし、言語でさまざまに考え、それに感情を付け加えていくという、本当の意味で「考える」ことを行なっていくのが、人間が本来しなければならないことなのである。

……意識の意識的な働きかけ……………………………

意識がある位置にあるとき、人は無意識的にその高さを流れてくる想念やその分解物ばかりをつかむ。そして意識の位置を変化させようと努めないかぎり、意識はずっとその高さを維持しつづけるだろう。が、意識が「意識して」別の高さの想念やその分解物をつかむと、それが流れる高さ（上下ともにあり得る）によって、その位置に移動することができる。

けれども、これは「意識的な働き」であって、無意識的なものでは決してない。そして多くの人は、いまだ意識的な心の使い方をしていないために、ネガティブ・ゾーンに沈んだ意識は、その意識の高さを流れるネガティブな想念やその分解物ばかりをつかむことになり、ネガティブな想念を完成させやすいのだ。逆にポジティブ・ゾーンにいる意識ではポジティブ想念を作りやすく、満たされゾーンでは満たされた想念を生み出しやすいはずだ。

そして、完成された想念は必ず現実のスクリーンにあらわれるわけだから、意識がずっとネガティブ・ゾーンにあれば困難な現実や破壊的な現実ばかりがあらわれ、ポジティブ・ゾーンにあれば望ましい現実のみがあらわれ、満たされゾーンだと心から満足のいく現実があらわれる（しかし、実際にはネガティブ・ゾーンに沈んでいる意識はそこから浮上しにくいのに対し、ポジティブ・ゾーンや満たされゾーンの意識は実に容易にネガティブ・ゾーンまで沈んでしまう）。

だから、困難な現実を、誰かの他の力で一時的に解消したとしても、ネガティブ・ゾーンから浮上しないかぎり、困難な現実は止めどなくあらわれてくる。ある日だれかがやってきて、意識を上に引っ張り上げてくれるものでも、秘密の呪文で一気にそうなるのでもない。それは本当に一人一人の意識が、いかに心に描く想念やその分解物を取捨選択しながら、想念のコントロールを行なうかということにかかっているのである。とくに、心の中に描くイメージ、言語、感情をなるべく軽いもの、ポジティブなものにしていく以外に手はない（残念ながらそれ以外、本当にないのだ）。

その意味で道徳も宗教も、つまり善意も信仰もまったくその助けになるものではなく、唯一、意識の意識的な働きだけが人間本来の心の姿を回復してくれる道となるのである。

LESSON 2

心が現実を作り出す

STEP 1 現実のスクリーンと想念

……わたしたちは現実の世界を生きているか？………

「わたしたちの意識は想念の川にどっぷりと浸かり込んでしまって、現実のスクリーンの中にいるのではない」ということを見てきた。けれども、わたしたちの感覚としては、「わたしたちは現実のこの世界に生きているのであって、決して想念の川の中などというところで生きているのではない」というのが当たり前の実感だと思う。そして、「現実的な問題は現実的に解決するのが一番早い解決法であって、想念での解決などというのは本当の問題を解決するには何の役にも立たない、第一思ったことが現実にあらわれるということからして信じられない」というのが一般の感想だろう。

とりあえず、「現実はすべて想念が完成されることによってできるものである」ことを信じる必要はない。これが信じられるようになるには、メカニズムを知っているだけではなく、そのメカニズムを使って実際に自分の人生で試してみる作業が絶対に必要だからだ。そこでしばらくは「なるほどそのような見方もあるのか」くらいに軽く考えて読み進めていただきたい。

確かに、この現象界には現象界の法則があって、それは人々の想念とはまったく関係なしに働いているのが事実だ。四季の変化の中で、自然はそれに合わせた営みをし、生まれたものは成長し、やがて死んでいく。肉体としての人間もこの定められた変化にしたがって、自然の変化に順応しながら、生まれ成長し、そして死んでいく。この変化の中に人間の想念など入る余地はない。

この自然の変化がどのように作り出されるものなのかは、科学がくわしいし、また、それぞれの宗教でも独自の理論によって説明しているので、ここでは扱わない。けれども、人間の実際的な生活を考えてみると、人間が生きていくということは、自然の変化だけで説明しきれるものではない。

……考えていることは人それぞれ……………………

たとえば、農業で自給自足している人が何人かいたとしよう。「自然の営みに合わせて農業を行なう」というその行為だけを見れば、誰の営みを見てもほとんど変わりはない。けれども、行なっている人の心の中での働きは一人一人みな違う。これは当然なことだが、大切なことは頭の中で何も考えないまま、その仕事のみをまるで耕作機械か何かのように黙々とやり続けることは、人間には絶対にできるものではないということだ。

同じ自給自足の農業を営む人は、外観はまったく同じかもしれないのに、一刻一刻作り上げていく想念はまったく違ったものになっているに違いない。これも説明する必要はないくらい当然だと思われるだろうが、想念を作り出す「意識」は必ず想念の川にどっぷりと浸かっているのであって、その川の中での一人一人の意識の位置（上下）はまったく異なっているからである。

同じ作業をしながら、たとえば「毎日毎日同じことの繰り返し、労働のキツさといったらたまらないし、それで少しでも収穫が上がることが期待できるかといえば、これまた毎年同じ。なのに家族は増えるから、この分だと先行き食べるものも困るかもしれない。これでもし何かの事故があって働けなくなりでもしたら、一体どうなるんだろう……」というようなことを考えながら働く場合と、「今日も一日健康に働けるのはありがたい。今日はいい天気で遠くに雪を頂いた山も見える。もう少ししたら雲雀も鳴き出すだろうし、庭にも花が咲きほこるだろう。幸い子どもも無事に生まれた。一生懸命働いた後、あの子の顔を見ながら食事をするのは何とも幸せだ」というようなことを考えながら働く場合では、誰が考えても雲泥の差があることがわかるだろう。この差こそ意識の位置の違いなのである。

前者の場合だと、仕事そのものが苦しみのように感じられているのに、後者の場合だと喜びそのものになっている。そして前者では心が苦しく感じられるのに、後者では心が楽しく感じられているのである。そう考えると、果たして仕事そのものが苦や楽を作り出しているのだろうか？　この現象界の出来事そのものが原因でわたしたちは幸せになったり、不幸せになったりしているのだろうか？

ここに大きな盲点がある。意識の位置が下にある人では、どんなことをやっても苦痛だと感じられるのに対し、意識の位置が上にある人では、どんなことをやっても幸せだと感じられるのである。それはもちろん、下にあればネガティブ想念が流れてくる、上にあればポジティブ想念が流れてくるというのも大きな要因だが、意識が下にあると、現実のスクリーンからくる印象を受けて、ネガティブな想念を作り、上にあるものだと同じ映像からポジティブな想念を作るということも実に大きな要因なのだ。

同じ雨が降るのを見ても、「雨の日は憂鬱だ。どこにも出かけられないし……」と思う人もいれば、「やれ助かった。これで稲がよく育つ」と思う人もいる。そして、前者では雨が降ったことが自分を憂鬱にし、後者では雨が降ったことが心を楽にしてくれたと思う

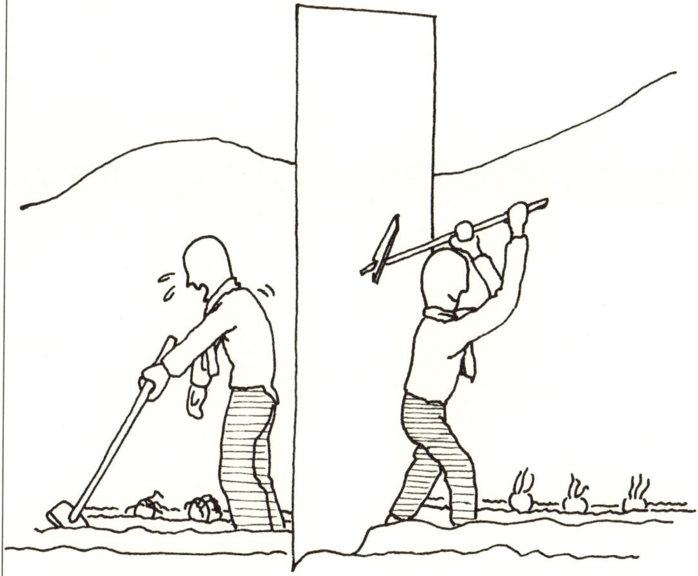

「毎日毎日同じことの繰り返し……」と思って働くのと、「今日も一日健康に働けるのはありがたい」と思って働くのでは大違い。仕事そのものが苦や楽を作り出しているのだろうか？

わけだが、実際には前者ではその人の意識の位置が低いために、何を見ても憂鬱なのであり、それがたまたま雨という現象に出会って、その二つが結びついただけであり、後者では意識の位置が高いために、雨を見て感謝できたのである（ちなみに意識の位置が低ければ、いくら農業をやっていても、雨に感謝できる余裕さえもなかったりする）。

……ネガティブ・ポジティブ想念を作り出してみると………

ここで実験をしてもらえれば、さらによくわかってくる。何でもよいからネガティブな想念を作り出してみる。「ネガティブなイメージ、ネガティブな言語、ネガティブな感情」を使って、要するにさまざまなことを嫌なように考えてみるのである。すると心は実に重々しくなったり、ケバケバしくガサついたものになるはずだ。

その感覚こそ意識の位置が下に下がったという印《しるし》なのだが、そうして、簡単な仕事、たとえば料理をやってみよう。信じられないくらいつまらない作業になるはずだ。

この感覚がわかったら（この感覚はぜひわかってもらいたい）、今度はこの逆をやってみよう。自分の夢や計画、何でもよい、ポジティブ想念を作り出せるものを材料にして、先と同じ要領でポジティブ想念を作ってみるのである。すると先ほどとはまったく反対に心は軽くなり、落ち着いて滑らかなものになるはずである。

この感覚が、意識が上に上がったときの感覚なのだが、そうしてもう一度同じ仕事をやってみると、何とも楽しい、鼻歌でも出てきそうなくらいおもしろいものとして感じられるに違いない。

多くの人は「現実の世界がこうこうこうだから自分はつらい。このつらさから逃れるためには、この現実の世界を変えなければいけない。この現実が変わりさえすれば自分はつらくなくなる」と考える。しかし、それは絶対に錯覚である。いや誤解である。いや見当違いである。いや、ことばは何でもよい。要するにそうではないのである。

……心は「意識の位置」から自由でない……………………

わたしたちは一般に、「ポジティブな想念」を抱くのも「ネガティブな想念」を抱くのも、自分の思いのまま行なえるという錯覚をもっている。心の中に夢や希望を抱いて、楽しいことだけを考え続けるというのは誰だってすぐにできるものと信じている。不思議なことにそんなこと一回もやったこともないにもかかわらず。

けれども、人間の意識は、「川の上を流れる想念と下を流れる想念を同時につかむことができない」という法則があって、もし、自分の心の中に今ネガティブな思いがあると、その思いを外さないかぎりポジティブになりえず、逆にポジティブな思いを抱いているかぎり、ネガティブになることはありえない。

たとえば、今借金に追われ、苦しいと思っている人は、その借金に追われて苦しいという思いを外さないかぎり、決してポジティブな想念を抱くことはできないし、恋愛の真っ最中の若者では、たとえ仕事に失敗しても、それが意識を下げることにはならなかったりするようなものだ。

しかし、自分の意識の位置で作り出される想念は、同じレベルのさまざまなものを描くことはできる。借金で苦しいと思っている人は、「病気にならないだろうか」と心配し、「自殺でもしようかしら」と考え、人を憎んだり羨んだりと、その位置に相応しい想念は抱けるのに、高さの違う想念（成功するという想念や、幸せになるという想念）はまったく抱くことができないのだ。もちろんこの逆も真である。

……同じ被害に遭っても……………………………………

では、心の働きが一応わかったところで、もう一度先ほどの自給自足の農家を見てみよう。

最初のうちはやっていることは誰もみな同じに違いない。しかし、ここで「完成された想念は必ず現実のスクリーンにあらわれる」という法則が働く。するとネガティブな想念を抱いている人にあらわれるのは、まず健康体の損傷だろう。それは本人ではなく、家族の一員かもしれない。そのことが、また本人のネガティブ想念を強めてしまう。

たとえば、同じ台風の被害に遭っても、こういった人の耕す田畑は甚大な被害に遭いやすいものであるし、また他と同じように被害に遭っても、こういった人のところだけ援助が遅かったり、不十分だったりするのである。それはまるで、その人の心で作り出したネガティブ想念に対応して引っ張られるように、ネガティブな現実がつぎからつぎへとやってくるのである。

すべては同じ労働をするという前提に立っても、その労働の際に使う心の使い方によって、それ以後の結果がみごとに違ってくるという例をまるで、絵に描いた餅のように見てきたが、実際に複雑な社会生活を営んでいるわたしたち自身、大なり小なりこのメカニズムの中で右往左往しているものである。嫌々ながらやった仕事はやっぱり嫌な結果になるだろうし、やりたくてやった仕事は成って欲しい結果になる。もちろん紆余曲折はあるだろうが。そのことは大まかにいって誰もみな感じていることだろう。

……意識の位置が上にないとポジティブ思考はできない……

しかし、ここで大切なのは、仕事でも付き合いでもレジャーでも、現実に取り組んでいくときに、ポジティブ思考が一般に強調されてはいるが、その前に意識の位置が上に上がっていないと、決してポジティブ思考などできるものではない、ということなのだ。

意識の位置が底に近い者が「成功のイメージを強くもって、明るく快活に、そして余計なことは頭の中でゴチャゴチャ考えないで行動する」というポジティブ思考のマニュアル通りに行動したとすればどうなるだろう。絶対にマニュアル通りにはできないと断言できる。これができるためには、意識を浮上させないかぎり絶対に無理なのだ。

それでも無理にそのように行動（心の中の働きも含めて）させると、その人はそのように行動することは自分にウソをついていると強く感じる。それはもともと勉強が嫌いで、働く方がおもしろいと感じる者が受験勉強をさせられるようなもので、絶対に長くは続かない。そして、そうした子どもが自ら進んで、大学に受かりたいと思うまで、まわりがどのようなことをしても勉強しない、あるいは形だけやってもちっとも頭に入らないのと同じように、意識の位置はその本人が上昇しようと望まないかぎり、誰がどんなことをしても浮上させることはできないのだ。

たとえば、猫を考えてみよう。その猫が大好きなエサを皿に盛って、くつろいでいる猫をそのエサのすぐそばに鼻が来るように首輪を引っ張って連れてきても、猫は決してそのエサを食べることはない。猫の心の中では首輪を引っ張られたのに対し、抵抗するという想念が強く意識されるため、猛烈に逃げようとはしても、こちらの思惑通り、エサを食べさせることはできない。それは鼻がエサにほとんど届くところにもっていっても無理なのだ。

けれども、その後、猫を放して猫がそのエサを気にするようなアプローチ（猫をつかまえるのではなく、放したまま）をすると、猫はエサを食べたいという想念ができ上がったとき、エサに寄ってくる。先ほどまであんなに逃げよう逃げようとしていた、その同じエサに対してである。

これを意識の位置で説明すると、逃げよう、抵抗しようという想念が生まれる位置に意識がある間（それは低いものだろう）、エサを食べるという想念（それは高いものだろう）は決して生まれてはこない。そして、逃げよう、抵抗しようという想念を猫が放して、意識が浮上したとき、はじめて猫はエサを食べるという想念を作り出すことができたのである。これとまったく同じように、意識が低い位置にある人ではその場所に意識がある間は強制的にポジティブ思考をさせることなど絶対に無理なのだ。

……気分にあらわれる「意識の位置」……………………

ここに現実世界を扱うむずかしさというものがある。

たとえば、掃除をしない、洗濯をしない、料理をしない主婦にいくら説教をしても、それがどんなに求められていることで、それがなければ非常に困ることを切々と訴えても、その主婦の意識が掃除をしよう、洗濯をしよう、料理をしようという想念が抱ける位置にまで浮上しないかぎり、問題は何も解決しないのである。

どのような行動をしようにも、その気分にならなければ、人間は決してその行動をすることはできないのを、多くの人は感じていることだろう。ではその「気分」とは何だろう？　これが正に「意識の位置」なのである。必要とされる行動をできる気分、すなわち意識の位置に来るまで、人はその行動を行なうことはできないのである。

そうなると、意識の位置をすぐさま必要とされる高さに合わせることができるのが、現実世界でうまく生きていくためには絶対に必要なこととなる。しかしこれは一朝一夕にできるものでもなければ、こうしたメカニズムを理解すれば、明日からすぐにできるものでもなく、実際の経験を通して、長い間をかけ、そのテクニックを身につけていくものである。

その意味で長い間、人生を経験している人と新参の若者では大きな開きがある。経験の少ない者では、まったく違う高さに意識を置くというのは、なんだか自分を破壊してしまうことであるかのように感じられるので、怒られた後すぐに、気にせずにそれまで通り陽気に、そして前向きの姿勢で仕事に取り組むというのは、死ぬほどつらく感じるものだ。

これに対し、経験を積んだ老獪な者では、意識の位置（高低）を変えることに慣れているため、失敗しても一瞬で気分を転換し、いつだって必要な現実の行動をとるための意識の位置に戻ることができるものなのである（もちろん経験だけ積んで、意識の位置を自在に移せない者もいる。それが部下から嫌われ、窓際に追いやられる人なのだが、要するに意識の使い方が未熟なのである）。

STEP 2

利己心から洗脳やら宗教的・民族的狂気

……集団内の意識の違いが厄介な問題！…………………

これが個人のことや一対一の関係（夫婦等）ではなく、集団のプロジェクトとなるとさらに厄介なものになってくる。みんなが同じ意識の位置（上下）にあれば、そのプロジェクトは絶対に成功するが、問題はプロジェクトに参加するすべての人の意識の位置が異なるということなのだ。

ひとむかし前であれば、その意義を説き、その結果を説明し、その必要性を強調すれば、みんなその行動をするのに必要な意識の位置に並ぶことができた。それはまず働かなければ食えないという現実があり、同じ価値観をもつ人が大半だったからだが、今の世の中では、そんなむかし通りのことをしても、同じ意識レベルになれない人たちが増えてきたのだ。

当然ながら意識のレベルを一つに合わせることができれば、さまざまな人々の創意工夫はみんなの共感をもって承認されるだろうが、意識のレベルが違えば、ある人にとって当然なことが、ある人では当然でなくなってくる。そうなるとプロジェクトは非常に動かしにくいものになってくるのは当たり前だ。

だいたい、創造的な事業を展開するためには、意識は絶対にポジティブ・ゾーンになければ、必要とされるポジティブなアイデアは浮かぶものではない。それは集団になっても同じで、アイデアを具体化し、行動に移して望まれる結果を出すには、その集団の一人一人が絶対的にポジティブ・ゾーンにいなければならない。ところが、そんな中にネガティブ・ゾーンに沈んでいる人がいたとすると、結果的にポジティブ集団の足を引っ張ることになってしまうのである。

……身勝手な人は意識がネガティブ・ゾーンに沈み込んでいる……

一番最初のところで述べたように、わたしたちの意識というのは想念の川にはまり込んだ状態から現実のスクリーンを見ているようなもので、ネガティブ・ゾーンに沈んでいる人は、意識のまわりを流れる想念の川の汚れのため、現実のスクリーンさえクリアーに見ることはできなくなっている。ひどい場合だと、まったく現実のスクリーンを見ることができず、ひたすら意識の前をよぎる想念だけを見ている場合だってある。そして、その想念は重いネガティブ想念なのだが、それは意識が底の方に沈み込んでしまったため、つまりヘドロの中に潜り込んでしまったため、視界が10メートルとか20メートルになってしまったために起きる現象なのだ。

そうなると現実をしっかりと見て、その現象に即した判断というのができなくなり、いわゆる利己主義になってしまう。

たとえば、最近目にしたある会員誌の中にこういうのがあった。

これから高校の受験に向かう母親と男の子がシルバーシートに座っていた。そこへ足腰の不自由なお年寄りが乗ってきた。母子は気がつかないのか、無視しているのか、知らんぷり。筆者もついイライラして、

「そこは優先席でしょう。替わってあげたら」と注意したら、

「この子はこれから受験に行くんですよ」と返ってきたというので

ある（『健康の原点』18号、創造健康協会）。

これを「身勝手だ、利己的だ」と批判するのは簡単だが、本人たちは自分のことを決して身勝手や利己的だとは思ってもいないし、身勝手や利己的になってやろうなどとも思ってはいない。それはただたんに、意識がネガティブ・ゾーンに深く沈み込んだために、現実のスクリーンがまったく見えず、ただ自分の前を流れる想念と自分の作り出す想念しか意識できていない状態なのである。

釈迦は、この世の不幸は「無明」に原因があると言ったが、まさしく意識が想念の川の底に沈むと、現実さえ見れないくらいの暗闇に人は閉ざされてしまうのだ。これを「無知」と言うが、わたしたちの専門用語で言うと「バカ」となる。それは何も「何々の能力がない」という意味ではなく、ネガティブ・ゾーンに深く沈んでいるということなのである。

このように、深く沈み込んでしまった意識に対して、批判するくらいで浮上するわけがない。批判して浮上するくらいなら、決して決してバカではない。バカがバカである真面目というのは、逆に批判した人に対し「人の気も知らないで。うちの子が受験を前にできるだけ緊張を除くために椅子に座ることが、足腰の不自由な人が座ることよりどれだけ大事なのかわからないのかしら。うちの子は一生に一回の大切なときで、そのお年寄りは毎日のことじゃない」といった反感をもつところにある。

「人の気がわからんのはお前じゃ!!」と思わずツッコミたくなるが、要するに意識が沈み込んでしまったために、現実のスクリーンさえまともに見れない状態なのである。

……ネガティブ・ゾーンの人が集団内にいると…………

もしこういった類がプロジェクトに入ったらどうなるだろう。現実のプロジェクトの進行や、その中で努力している人とはまったく無関係に、意識はネガティブ想念だけを作り出すだろう。

「君、ちょっとこれコピーしといて」
「えっ、こんなに。ぼくは今プロジェクトの試算を出しているところなんですよ。コピーだったら事務の女の子にやらせればいいじゃないですか」
「いや、今出払っていて、他にいないんだ」
　（そんな現実もわからんかったんかい!!）
「だったら主任が自分でやればいいでしょう」
「いや今からそのプロジェクトについての打ち合わせで、このコピーが至急必要なんだ」
「何でぼくなんですか。ぼくは今大事な試算を出しているところなんですよ。今日中に上げなきゃいけないのに、そんな暇なんかないのに……」
とぼやきながらコピーをする。

「おい、君ちょっとお茶を用意してくれ。得意先の人がお見えなんだ」
「えっ、お茶ですか。お茶は女の子が……」
「だから、今出払って他にいないんだ」
　（まだわからんかったんかい!!）
そして、シブシブお茶を用意するが……
「あのー、お茶は緑茶ですか、中国茶ですか」

「あぁ、じゃコーヒーを頼むよ」
「あのー、インスタントですか、それともどっかの喫茶店から頼むんですか」
一同唖然！

まぁこんな額縁にでも入れたくなるような例は実際にはありえないだろうが（あるかもしれないのが現実の恐ろしさですが）、ネガティブ・ゾーンのしかも深い底に入り込んでしまった人間には、このように現実なんてまったく見えず、ただ今、自分がやっていることしか認識できないのだ。

これが主任と本人と女子従業員の３人しかいない部署だったら、バラエティー番組のコメディーになってしまうが、本人はいたってまじめである。そしてこういう手合いというのが、長い職場生活の中で、たった２回しかなかったにも関わらず、「うちの主任はいつもつまらない用事をいいつける」「主任は自分の仕事をさせてくれない」「主任はぼくがいい仕事をして自分より先に出世するのがいやなんだ」「主任はぼくにつらく当たる。きっとぼくが大嫌いなんだ」と人に切々と訴えるに違いないのである。

まぁ、ことはこれほど極端ではないだろうが、そのような人がプロジェクトに混じることは非常に危険であることはまちがいない。そして、こうした人間は企業から切り捨てられていくわけであるが、このメカニズムがわかれば、あるいはそうした落ちこぼれ社員を救う方法は考え出されるかもしれない。

まぁ、一般の企業ではこういった場合、切り捨てができるので、比較的ネガティブ・ゾーンに沈んでいる社員は少ないようだが、俗に公務員と呼ばれる人の中に、ネガティブ・ゾーンに沈み込んでいる人が多いようなのは非常に気になる点ではある。

……ネガティブ想念が集団狂気を起こす………………

さらに、ネガティブ・ゾーンにいる人だけがチームをくんだらどうなるだろう？　何度も言うように、ネガティブ・ゾーンに沈んだ人間は客観的に物事を考えることはできない。そして、同じレベルに沈み込んでいるために、誰の目からも異常に思えることが、その集団では当然のことになったりする。もし、ここでネガティブの強力な想念を流せば、そうした人たちはその想念をつかまえるだろう。そして集団狂気に走ることになるのである。

ちなみにナチス・ヒトラーはこの手を使った。敗戦国としてのドイツは莫大な借金を負わされ、多くの人々は深く深くネガティブ・ゾーンに入っていった。そこでヒトラーは、諸外国がドイツを圧迫しているというネガティブ想念をしっかりと人々につかませ、ヘドロのようなネガティブ・ゾーンに人々の意識を固定させることに成功した。すると人々は客観的に現実のスクリーンを見ることなどできなくなる。そうしてゲッペルス率いる宣伝省が、「ドイツは神に讃えられた国で、戦争によってヨーロッパに平和をもたらす使命がある。そのためには諸悪の根源であるユダヤ人をこの世から抹殺してしまわなければならない。これは神が望まれることである」という想念を強力に流すのである。

もちろん意識がネガティブ・ゾーンにいなかった人も多くいた。が、それを勝る数の人々がネガティブ・ゾーンにいて、宣伝省の言葉にしたがって、まったく横一線に意識を並べてしまったのである。すると、それ以後の洗脳の早いこと早いこと。要するに意識が固定されているネガティブ・ゾーンにこちらが考えている想念を流せば、人々は勝手にその想念をつかみ、自分の想念とみなすわけだから、挙国一致体制で事に挑めるわけである。

……気功から見た洗脳の手順……………………………

　すると人々を洗脳する手順というのが、いともあっさりと理解される。
　まず、意識のもつ視界を狭めて、なるべく現実に起こることやさまざまな想念を客観的に判断できないようにさせる。そうでないと、そのことが正しいかどうかを客観的に、冷静に判断されてしまうので、洗脳という一つの価値観を人々に植えつけることはできないからだ。
　そこで、意識ができるだけネガティブ・ゾーンの深みに入って、その視野が狭まるように導く。これは実に簡単な作業で、要するに不安、心配、怒り、そして恐怖といった感情を極限まで煽り立てればいい。なぜなら、そうしたネガティブな感情を強く抱くに至った個人は、勝手にみるみるネガティブの深みに沈んでいき、視野を狭めていくからである。
　このとき、もし外界から完全に隔離し、外からの情報をまったく遮断したとすれば、効果はより絶大なものとなる。つまり狭められた視野であっても、あるいは極端に歪んだ見方であっても、意識は外界を見る視野というものを具えているのだが、それを遮断してしまうと、意識はもう自らが沈み込んでしまった想念の川の深みを流れる想念や想念の分解物しか見えなくなってしまうからだ（しかも視界は１メートルとか２メートルといった具合に極端に狭い）。
　こうしてつぎは、この狭まった視野の中に、繰り返しある想念やイメージ、言語を送り込む。すると狭くなった意識の視野には、そうした想念や想念の分解物しか流れてこないのであるから、次第にそれが真実であるような錯覚を起こしてくる。
　そうなると意識は、今度は積極的にその想念をつかみ、完成され

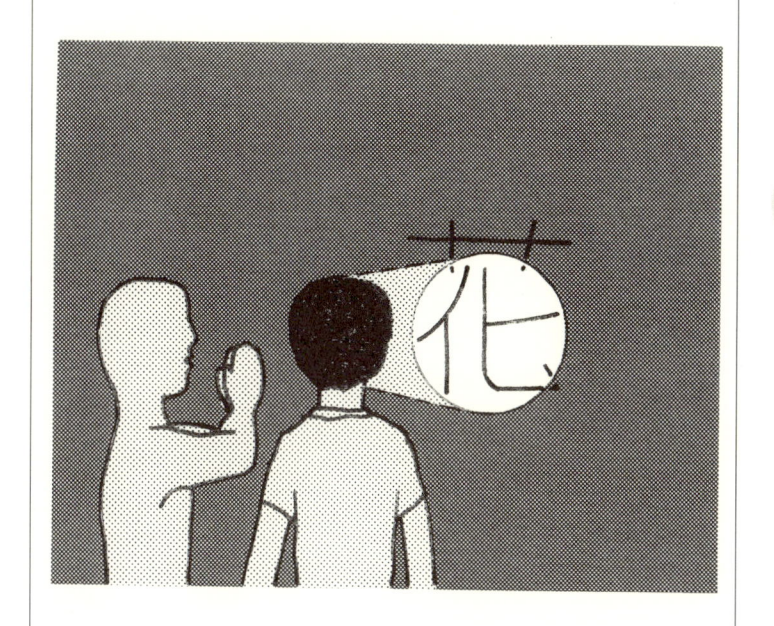

「不安、心配、怒り、恐怖」といった感情を煽り立てて視界を狭め、外界からの情報を遮断し、そこにある想念やイメージ、言語を送り込めば、それが真実に見えてくる。「意識」は積極的にその想念を掴み完成させ、現実のスクリーンにあらわれる。

た想念を作り出していくことになる。と、こうなるとこれは必ず現実のスクリーンにあらわれる。それはその人を通してか、他の誰かを通してかはわからないが、完成された想念は、それがどのようなものであれ絶対に現実のスクリーンにあらわれざるを得ないからである。

このメカニズムがわかると、関東大震災で多くの朝鮮人や東北、沖縄の人が殺されたのが、なぜだかわかる。けっきょく人々はあまりにもネガティブ・ゾーンに深く沈んでいたために、現実のスクリーンを客観的に見ることができず、流れてくる想念（あるいは流言蜚語）をつかまえて、ああいう悲惨な結果を招いてしまったのだ（ちなみにその当時の日本の多くの人がネガティブ・ゾーンに深く沈んでいたために、結果的にあの誰が考えても馬鹿げている戦争に突入していったのであろう。そして、俗にいうお役人にいまだネガティブ・ゾーンにいる人が多いために、あの戦争は正しい戦争だったと主張しているのだろう）。

そういう意味で今度の阪神大震災のことを考えてみると、人々は関東大震災時にくらべずいぶん意識が高くなっていて、ネガティブ・ゾーンにいる人は非常に少なかったと言えるのである。

……宗教的狂気、民族的狂気……………………………

これからさまざまな要因（たとえば経済的な問題や天災等）に乗じて、人々に恐怖や怒りといったネガティブな感情を煽り立てて、人々の意識を沈め、集団狂気に走らせる者（これは宗教に多い）が出てくるかもしれない。

これにはくれぐれも御用心である。恐怖、怒り、憎しみ、淋しさ、悲しみ等々ネガティブな感情は意識を確実にネガティブ・ゾーン深く沈めてしまい、現実のスクリーンさえまともに見えなくしてしまう。それはどんなに高邁な理想をもっていたとしても、結果的にはまったく変わらない。そして、そうなった人たちは操りやすい人々である。

世界に今起こっている宗教的狂気も民族的な狂気も、大概はこのメカニズムで説明できる。現実のスクリーンをいくら変えても、つまり制度や体制をいくら変えても、人々の意識の位置が変わらなければ、けっきょくは独裁者を生み出す以外にないことは、国際問題となる国々を考えてみれば明らかだろう。

LESSON 3

心を前向きに、明るくしていく方法

STEP 1

肝心なのは沈んだ「意識」を浮上させること

……右手の働き……

「意識」は本来の位置にいたとき、祭壇に注がれている無限のエネルギーを受けて、不完全な魚を完全な魚に作り変えるのに必要なエネルギーを右手のタクトから注ぐ、と前に述べた。それは魚の未完成さ、どのような形の魚にしたいのかという意志にしたがって、それこそ無限のバリエーションをもったエネルギーを出すことができていた。

本来の魚は「イメージの核に、ある種のエネルギーの枝、別の種類のエネルギーの花」という三重構造であって、祭壇に注がれる無限のエネルギーからそれらのエネルギーを引き出して、実に効率よく枝と花を作ることができたのである。

けれども、意識はある日川に沈み込む。しっかりとタクトをもったままバタバタともがくものだから、エネルギーが右手から無節操に流れることも前に述べた。ところが川に沈み込んでしまった意識は、もう前のように無限のバリエーションをもったエネルギーを出すことはできなくなっていた。

沈み込んでしまった意識は、枝を作り出すためには言語しかなく、花を付けるためには感情しかないという具合に限定されてしまったため、以前のように効率よく現実のスクリーンに魚を登場させることができなくなってしまったのである。

……左手の働き……

一方、左手にもった網は、本来であれば、意識が注意を向けた魚を取るためのものであったのに、沈み込んでしまった意識では、川の流れに乗ってやってくるものは、好むもの、好まざるものに関わらず、ドンドン中に入ってくることも前に述べた通りだが、これも、バタバタともがくものだから、ほとんど無節操にありとあらゆる想念をつかまえてしまうことになる。

それはちょうど食事時に、忙しいお母さんが（以下一気に読んで下さい）、

「ねぇあなた、隣の奥さんち、来週、家族旅行なんだって。うちもたまにはどっか連れてってよ」

「ちょっと一郎ちゃん、テレビばかり見てちゃだめでしょう」

「花子、ピーマン残さずに食べるという約束は忘れたの」

「もう、ちー君！　ごはんこんなにこぼして」

という具合に、あれやこれや、さまざまものに気を配ってしゃべりまくっているようなものだ。

このバタバタをやっているかぎり、人は、「本当は何を望んでいて、現実をどのようにしたいのか」という判断を下すことがむずかしいのは想像できるだろう。しかも、これを右手のタクトと同時にバタバタやるものだから、現実は混乱し、何を自分は本当に望んでいるのかわからない状態になってしまう。

それだけではない。考えればわかるように、意識は両手をバタバタさせ続けるわけだから、そのうち疲れてくる。このとき人は「心がぐったりと疲れた」ように感じるのだ。

年齢に関係なく、心がぐったりと疲れを覚える人は、まちがいなく意識の両手をバタバタとやっている人で、それは不良少年と呼ば

れる子どもたちであれ、人生に疲れたサラリーマンであれ、まったく同じメカニズムが働いているのである。

人は基本的に落ち込んでしまった川からいかに這い上がるかが永遠のテーマであること、そして沈み込んだ意識を浮上させるのが、その人の作り出す感情や言語、イメージであることは先に述べた。が、浮上、沈降には、この左手の作用も大きく影響する。

たとえば、網を下に下げていると重たい想念やその分解物が入ってくるために浮上することは困難となり、逆に上に上げていると軽い想念やその分解物が入るため、浮上しやすくなるという具合にである。

何でもないふつうのときに、自分の失敗や病気のことなどネガティブなことを思い続けていると(つまり左手の網を下げていると)だんだん落ち込んでいったり、逆に夢や希望といったポジティブなことを思っていると（つまり網を上に上げていると）気分が明るくなるといった具合である。その意味で、パンドラの箱に残った最後の「希望」は、人を浮上させる実に大きな鍵なのである。

……ホワイト・マジックとブラック・マジック…………

ちなみに「なぜ本来の心の姿を取り戻さなければならないのだ。沈んだままでいいじゃないか」と思われる向きもあるかもしれない。ここが、それこそホワイト・マジックとブラック・マジックの分かれ目となってくる。

つまり、ホワイト・マジックは本来の心の姿を取り戻して無限のエネルギーが使えるようになろうと指向するのに対し、ブラック・マジックは意識を想念の川に沈めたまま（多くはネガティブ・ゾーン)、ふつうの人が使えないエネルギーを使えるようになろうと指向するのである。

　先に想念の川に沈んでしまったわたしたちは「イメージと言語と感情のエネルギー」しか使えないと述べたが、確かにふつうの人の場合そうである。しかし、ある特殊な訓練（多くの場合、肉体的トレーニング）をすることによって、ふつうの人が使えないエネルギーが使えるようになるのだ。

　が、これには多くの深刻な問題がある。たとえば、そうしたトレーニングで扱えるエネルギーはほんの数種類のエネルギーに限定され、決して意識本来の位置で使えていた無限のエネルギーではない。そして、それを獲得することによって意識は想念の川のどん底、すなわちネガティブ・ゾーンの最底辺に沈んでしまう。それはそうしたエネルギーの源泉がネガティブ・ゾーンの最底辺に位置するからである。

　したがってある修行により、あるエネルギーが使えるようになって、奇跡と呼ばれることを示しても、意識がネガティブ・ゾーンの最底辺に沈んでいるのであれば、けっきょくネガティブ想念しか描けないのだから、現実のスクリーンには破壊的なものしかもたらさないだろう。

　このように、意識の浮上を断念して、ある種のエネルギーだけを使えるようになろうというのは、実に実に危険な行為なのである。もちろんエネルギーが扱えるかどうかには関係なく「浮上などせず現状のままでいい」と思われる向きもあるかもしれない。が、それはひとえに時期いまだいたらずで、人はすべからく時期が来れば、この心、この現実をなんとかしたいと思うものなのである。

……「すべてが満たされた感じ」「平安」……………………

「感情を明るくしていけば浮上する」ということを述べたが、では感情を明るくさえしていたら、川から出れるのかというと、そう簡単にはいかない。

底の方に沈んでいる感情はネガティブな感情であり、上の方はポジティブな感情が流れていると述べたが、実際のところそうした感情は底から4分の2を占めているだけで、いくらウキウキした感情を身につけても、けっきょく底から2分の1ほど浮上するにすぎないのだ。ここからの4分の2は別の感情が必要となるのであるが、それが「すべてが満たされた感じ」と、俗に「平安」と呼ばれる感じである。

実際の自分の過去を振り返るなり、心を見つめ直していただければすぐにわかるだろうが、ネガティブな感情（怒りや憎しみ、あるいは落ち込み）を経験したり、ポジティブな感情（喜び、幸せや笑い）を経験してはいても、すべてが満たされた感じや平安であったという記憶は非常に少ないのではないだろうか。

人は生まれたばかりのときは誰だって平安を経験しているものだし、ある一定の年齢までは、すべてが満たされた感じを抱いていたはずである。たとえば赤ちゃんは、どの赤ちゃんを見ても平安そのものだし、満たされた感じそのものである。しかし、それは個人的には記憶にも上らないくらい遠いむかしのことであり、気づいたときにはポジティブかネガティブ、どちらかの感情にいるものである。「すべてが満たされた感覚」や「平安」というのは遠い過去の幽かな思い出の香りくらいにしか感じないに違いない。

しかし、浮上をはじめた意識はポジティブやネガティブの感情を抱えたまま、一気に意識本来の位置である岸に上がることなど決し

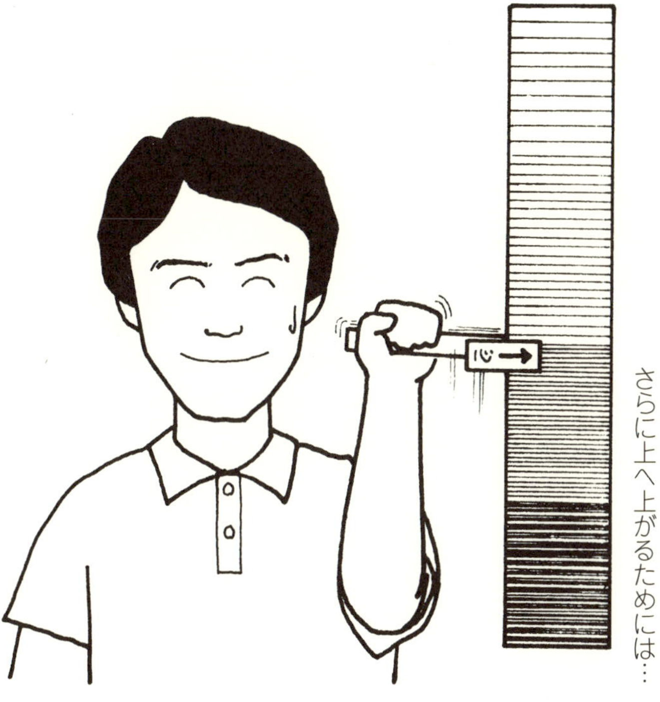

ポジティブな感情を身につけても、底から2分の1ほど浮上したにすぎず、さらに上の4分の2は「すべてが満たされた感じ」と「平安」のゾーンだ。ここを浮上するにはまた別の方法が必要だ。

てできはしないもので、必ずこの「満たされゾーン」「平安ゾーン」を経なければならない。

……「満たされゾーン」「平安ゾーン」に上がるには……

では、自分の感情をネガティブにもポジティブにもコントロールできる人間は、今度は「すべてが満たされた感じ」や「平安」に努めればよい、ことになる。もしそれが本当にできれば、確実に水面に顔を上げることができるはずだ。

しかし、これは実際のところ想像以上に至難の技である。身内が亡くなっても、自らが交通事故や病気になっても、満たされた感情をもつというのは、頭の中でいくら理解していたとしても、非常に困難なことであるのは容易に想像されるだろう。

実際にそれができたとしても、今度は社会の常識というものがそれを許してくれない場合が多いだろう。身内が亡くなったときに悲しい顔をしないだけでなく、ニコニコと笑顔を保ち、本人だけ幸せそうなようすをすることを周囲は決して許してくれないだろうし、病気見舞いに行っても、まったく満たされた態度で迎えられると、「せっかく見舞いに来てやったのに」ということになりかねない。

あるいは荘子のように、自分の妻が死んだときにお盆を太鼓のようにして、ポンポン叩きながら、楽しそうに歌を歌ったりすると、これはもう気違い扱いされるほかない。

イエスは「わたしは地に平和をもたらすために来たのではなく、剣をもたらすために来た。わたしゆえに人はその父に、娘はその母に、嫁はその姑に逆らうだろうから」と表現しているが、まさしく、今の社会常識が人をどのような場合にでも、満たされた感じや平安を心に抱き続けることを妨害するのである（もちろんイエスは「鳩のように柔和に、蛇のように賢く」と言っているから、上辺だけを取り繕うことができればそれでよいのかもしれないが）。

……現実を映画のスクリーンのように見てみる………

しかし、それでも人間本来の位置に意識を引き上げようと決意できた人では、これは絶対に取り組むべき課題となる。そのときの大きな力を果たしてくれるのが、今生きている現実を、完成された想念という魚が踊り出して展開するスクリーンのようなものだと見据える目である。

実際にそのような視点で、現実の世界をようーく観察してみると、なるほど人々のさまざまな想念が映画のように映し出されるスクリーンのように見えてくるもので、この世のあらゆる出来事が、どうでもいいもののように見えてくるのである。

わたしたちは何も厭世観を勧めているのではない。そうではなく、まずそのような見方をしなければ、わたしたちの作り出している想念が実際の世界にいかに現実となってあらわれるかを見てとることができないからである。そして実際に、現実の世界をスクリーンと見、あらゆる人々の想念の完成によって、その光景が変化していくのをはっきりと見てとるとき、「すべてのものはどうでもいい」というものの見方から、そのどうでもいいと厭世的になることすらどうでもよくなって、現実の世界というスクリーンの上に望ましいものだけをあらわそうとするものなのだ。

その意味で現実を映画のスクリーンのように見る訓練は役に立つ。それは何も宗教的に悟るとか、意識本来の位置を取り戻すためというのではなく、混乱している現実を調ったものに作り変えるため、現実を自分にとってより望ましいものにするために、そのあり方、メカニズムを見てとることができるからである。

逆に言うと、いくら宗教的悟りを求めても、想念と現実のスクリーンの関係性が明確に理解できていない人が悟りに至る道に入ることはない、と断言できる。

STEP 2

有神論的アプローチと無神論的アプローチ

……左手を使った「意識」の浮上法……

先に左手を上に上げて、今の自分の位置よりも高いところを流れる魚が入るようにすると、その分だけ浮上する、というようなことを述べた。これは究極的に有神論的なアプローチになっていき、神を語ることになる。イエスの言った「まず神の国と神の義を求めよ」が、その典型となるのだが、意識の位置を浮上させ、最終的に意識本来の位置に戻るためには、これは実に有効な方法である。

それは決して、神に向かって礼拝することでも、わたしは何宗ですと公表することでも、わたしの神はこんなにすごい神ですと自慢することでもなく、今の自分の意識にくらべ、少しでも高い位置の想念をつかみ取ろうとすることなのだ。

このアプローチが、道教系では無限のエネルギーが注がれている祭壇に少しでも手を伸ばそうとするものになるのだが、けっきょくはより上位を流れる想念に手を伸ばすようにすることにほかならない。その意味で「天はわたしに何をさせようとしているのだろうか」という自問は、まさしく左手の網をできるだけ上に伸ばす行為であり、意識を確実に浮上させる一つの方法なのである。

……「わたしは仏である」と仮定してみる………………

これと非常によく似たアプローチが仏教の中にある。今「わたしは仏である。究極のゴールを完成したものである」と仮定して、自分にやってくる想念を調べ、自分が仏であるに相応しい想念のみをつかみ取るというアプローチである。

そのことを端的に物語る禅の話にこういうのがある。

むかし、一人の坊さんが禅を組んで冥想していた。するとその側でお師匠さんが瓦を磨き出した。最初は座禅に浸りきろうとしていた坊さんも、そばでガリガリとやられるものだから、気になってしょうがない。いよいよ座禅どころではなくなってしまい、「お師匠さん、何でまた瓦なんか磨いてるんですか」と尋ねてみたところ、「うん、これか？ わしはなぁ、この瓦を磨いて鏡にしようと思うとるんだ」と答える。「そんな瓦なんか磨いても鏡にはなりまへんで」と言うと、「そうじゃろ。人間が仏になろうと思うても仏にはなれん。仏が仏になろうと思わんかったら仏にはなれんのじゃ」と答えたというのである。

沈み込んでしまった川の中でわたしたちは、その位置に流れてくる想念に対処しているだけでは、浮上などありえるものではない。自らが「仏である」と仮定したときに、はじめて浮上し出すものであることを示す話である。

まぁ、考えてみればわかるように、「わたしは仏である。悟ったものである」と仮定すると、たとえば「腹が減ったなぁ、どうしよう」とか「きれいな服を着て、みんなの注目を浴びたい」など思わないものである。そして、そのときに思うこと、つまり、左手の網に引っかかるものが、意識の位置を浮上させるのだ。

といっても「自分は仏である」と仮定することは、左手の位置を

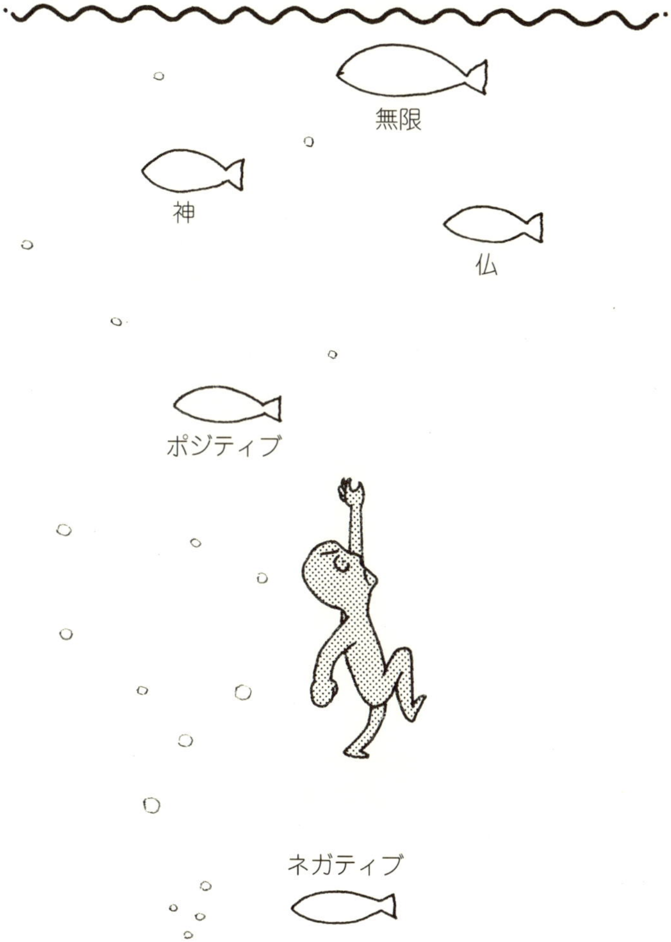

「天はわたしに何をさせようとしているのだろうか」という自問は、まさしく左手の網をできるだけ上に伸ばす行為で、確実に意識を浮上させる。

できるだけ高い所へ上げようとするのが大切なのであって、その仮定自体が大切なのではない。それはそうした仮定をしたとしても、左手を下に下げてしまうことだってあるからだ。

たとえば、「自分は仏である」と仮定しても、「あぁいう奴は世の中からいなくなるのがいい」という想念が入ってきたとしたら、それは左手を下に下げていることになる（どのように正統な理由づけをしても、破壊的な想念はネガティブ・ゾーンにしか流れていません）。

その意味で、有神論的なアプローチは、常にそのことに気を配らなければならないことになる。つまり入ってきた想念が意識の位置を高めるものかどうか（すなわち左手が上に伸びているか下に下がっているか）の識別力が絶対的なものとなるのである。

今までに宗教の名のもとにさまざまな不合理がなされてきた。それはたとえば中世ヨーロッパの魔女狩りや宗教裁判、あるいは十字軍といったものから、現代の宗教的確執……。それらすべて自分たちは神の代理であると主張しているのに、悲惨な結果しか現実にあらわれていない。左手の位置を上げているのか下げているのかの識別力がなかったため、「神の代理」と仮定しても、けっきょく意識の位置を下げてしまう想念をつかまえて現実化してしまった結果なのである（その意味で旧約聖書に描かれている怒りの神のイメージをわたしたちはまったく信じていません。というよりはっきり誤りであると考えています）。

……入ってくる想念の高低を見分ける方法……………

では、意識に入ってくる想念の高低はどうやって見分けられるのだろう？

さまざまな識別方法が実際にはある。しかし、もっとも簡単なのは、その想念を意識したときの感情の質を見極めることである。ポジティブ、ネガティブの感情の上に「すべてが満たされた感じ」「平安」というのがある。そこで、心の中に「すべてが満たされた感じ」や「平安」といった感情が広がる想念は、意識を上に引っ張り上げる想念であると一応判断がつくわけである。

ちなみに、「すべてが満たされた感じ」とは肉体的欲求や精神的欲求が満足されたときの感情ではない。それはある部分を満足させているのは確かだが、すべてが満たされたという感じからはほど遠い。「肉体的、精神的にすべてがリラックスしていて、しかも非常に落ち着いた高揚感と、今までは知らなかった巨大な空間が急に目の前に展開したような意識の広がりを覚え、自分には何一つ欠けたところなどなかったんだ、と心の底から思えるような感じ」というようにしか表現できないものである。

たとえば、宗教的に弾圧を受けて、それに報復を加えるという想念は決して「すべてが満たされた感じ」を与えてくれるものでも、「平安」になれるようなものでもないだろう。また、「自分の信じている宗教を広めなければ」という想念は激しいパッションをともなってはいても、「平安」からはほど遠いに違いない。それをしっかりと判別するのである。

もう一つ、その想念で心の中に重苦しいものが広がれば、それは意識を下げる想念であるし、逆に抱いているうちに心の中が軽くなるのであれば、引き上げてくれる想念である。誰だって「犯罪を犯す」という想念を抱き続ければ、心は重くなっていくものだし、「幸せになる」と思い続ければ軽くなっていくものである。この想念によって、心が重くなるか軽くなるかを正確に識別することによっても、左手の上下は計れる。

けれども、ここで大切なのは、このような方法は、意識の沈み込んでしまった位置から、その個人がわずかでも浮上するために想念を利用するということである。つまり、意識の上下位置は人によってさまざまに違うのだから、ある人にとって自らの意識を引き上げる想念となったものは、別の人ではまったく逆に意識を引き下げてしまう想念なのかもしれない。

したがって、もしある人がある想念を抱いて懸命に意識を引き上げようとしているのに、「そういう考えはまちがっている」と批判すれば、その人がその想念で這い上がろうとしている努力を打ち砕いてしまう結果になるかもしれない。だから「絶対的に正しい想念」「まちがいの想念」というものはなく、その個人にとって、意識を下げるか上げるかの違いがあるだけなのであり、想念を使うやり方は、あくまでも主観的なものであって、決して客観的、一般的、普遍的なものには成りえないのだ。

……ひたすら意識の沈み込んだ現状を観察する方法………

つぎに無神論的なアプローチを見ることにしょう。無神論的なアプローチといっても、神や天、大いなるエネルギーを否定することからはじまるのではなく、意識の位置の浮上のために、しばらくその存在を仮定しないで、意識の沈み込んだ現状をありのままに見つめ、いかに浮上していくかを工夫していこうするアプローチだ。これは仏教的なアプローチとして有名なものだ。が、すべての思索的な人がとるアプローチでもある。

まず、それはバタバタさせていた意識の左手、右手をバタバタさせないことからはじまる。つまり、左手で想念をとらえることも、とらえた想念に（もちろんとらえられていない想念にも）右手でエネルギーを注ぐのをやめて、置かれている現状がどんなものか、想念の川がどんなものか、現実のスクリーンはどのようになっているのかをひたすら観察しようというアプローチだ。

意識の左右の手をバタつかせないためには、どうしても肉体的な平静さが要求される。そして多くの場合、象徴的に左右の手を組合せるか、向かいあわせるような形をとる。座禅のときに手を組んだり、クリスチャンが祈るときに両手を組合せたり、気功では三円式の站樁功《たんとうこう》のように両手を向い合わせるという形である。こうして意識のゆらぎを止めて、観察に移るのである。

……心に浮かぶさまざまな想念の観察……

最初の観察は左手の網に入ってくる魚の観察だ。

つまり、心に浮かぶさまざまな想念を観察するのだけれども、そのとき決してその想念をとらえて連想ゲームをしたり、その想念に感情移入してはいけない。そのような連想ゲームや感情の移入は右手の作用、すなわち想念を完成させて実現させるプロセスであって、想念そのものの観察ではない。

たとえば「腹が減った」という想念が心に入ってきたとしよう。そこから「昼飯はあの中華料理屋で焼き飯を食べよう」「ギョウザもいいな」とその情景を心に描いて、さまざまな言語による連想ゲームをして、満腹になったような幸せな気持ちを想像するというのは、すべて右手の作用（つまりイメージを描き、言語を加え、感情を挿入している）であって、そうした感情を入れた連想ゲームがある程度続き、想念が完成されると、これはどうしようもない衝動となって、それを実現せざるを得ないように体を勝手に動かしてしまうことになる。そうではなく「腹が減った」と思うのであれば、その想念をじーっと観察して見るのである。

もちろん最初からうまくいくわけはない。さまざまな想念に対して、いろいろな連想ゲームを感情移入しながらやるに違いない。そして、そのような意識の使い方（つまり右手の使い方）をすれば、必ず強い衝動となって体をそのように動かしてしまうというのを発見するはずだ。このように想念を見つめようという作業は不思議なことに、まず必然的に右手の作用に気づかされるものである。

……「気になる想念」と「気にならない想念」がある………

そうして、この右手の作用（感情移入をした連想ゲーム）がわかってくると、右手を使わずに流れてくる想念を見ることができるようになってくる。そして、さまざまに流れてくる想念を観察しているうちに、人は一つのことに気づく。それは心を流れてくるさまざまな想念は、大きく「気になる想念」と「気にならない想念」の二つに分けられるということだ。

この「気になる想念」と「気にならない想念」は、どうしてそうなるかを説明しようとすれば、それだけで優に一冊の本が書けるくらいの量になってしまうので、そのメカニズムはさて置くとして、気になる想念は必然的に右手の力をそこに注いでしまいやすい想念、つまり現実のスクリーンにあらわれるようにしてしまいやすい想念、逆に気にならない想念は右手の力を注ぎにくい、したがって実現化しにくい想念である。

その気になる想念に対して、どのようにアプローチするかが問題となるのだが、基本的にわたしたちが取り組んでいるのは意識の位置をいかに浮上させるかであって、決して観察のための観察ではない。気になることが気になっている間は、意識はその高さから一歩も上には進んでいないのであり、気になっていたことが気にならなくなれば、それだけ意識は高くなったことになる（ちなみに低くなるともっと気になるようになります）。

ここで示されるのが二つの方法である。

1、置き換えの法

2、つかみ返しの法

では、この二つの方法をつぎにくわしく見ていくことにしよう。

STEP 3 置き換えの法

……ネガティブな感情の連想ゲームをしない……………………

　心の中を過ぎていく想念がもしも心の中に留まって気になったとしよう。それははっきり意識がその位置に留まって、上に上がれないことを示すものだ。そのとき意識が上に上るためには、その想念をはずさなければならない。そこでまず用いられるのが「置き換え」という方法だ。

「ひょっとして子どもが事故にでも遭っているのではないだろうか」といった想念は実現すれば困るものだ。したがって、決して感情移入をした連想ゲームをやってはいけない。しかし、実際問題として、その想念が心にひっかかってしまったとすれば、それをなんとかはずさなければならない。そのときに、その気になることとまったく違う何かを強く心に思い、そのことで起きては困ること、気になることを「置き換え」ていくのである。

　もちろんこのとき「子どもはいつも健康で幸せである」という想念で置き換えることができれば最高の解決となる。しかし、実際にはうまくいかないものである（もちろん慣れればできるが）。そこで、まったく異なるものと置き換えるのだが、これにはどのような想念だってかまわない。ただし、ネガティブな想念は実際にそれを実現させてしまうと困るので、必ず実現してもいいポジティブな内容のものにしなければならない。

たとえば来年ハワイに行くのであれば、そのことを考えてみたり、具体的な夢や希望があるのであれば、そのことを感情移入しながら連想ゲームしてみるのである。

……たとえば楽しげな歌を歌ってみよう…………………

この置き換えには実際のところ、ありとあらゆる方法が考えられるが、心の中に夢や希望を描くというやり方だけではなく、具体的に娯楽と言われるものを使うのだって有効だ。落語や漫才、バラエティー番組を見て大笑いする。映画や芝居にいって、笑ったり、泣いたり、感動してみたりする。ゲーム・センターやパチンコ、ゴルフに行って思いっきり遊んでみる。あるいはディスコやカラオケだっていい。

しかし、そのようなことをしないまでも、実に安く済む方法がある。それは心の中で楽しげな歌を歌ってみる方法だ。たとえば、上司にさんざん叱られているときや旦那から小言を言われるとき、もしも心の中で元気のいい歌でも口ずさんでいれば、その叱られている内容、いや叱られていることすら気にならないことだろう（もちろん顔は神妙にしていないと相手の気分を害すること請け合いなので、しかめっつらをしている必要はあるでしょう）。

どうせ叱られる内容というのはネガティブなものに決まっている。それを気にして感情移入をしながら連想ゲームすると、また同じようなネガティブが実現してしまうに違いない。どう解決していくかを考えるのは意味のあることだが、叱られている内容を気にする必要はまったくない。ならば、心の中で楽しい歌でも歌ってその場を切り抜けるというのは非常に優れものの方法だ。ただし、選曲を誤ってはいけない。この場合、『荒城の月』なんかではやっぱりどうしても気になってしまうに違いない。

……まじめな人が苦手な心の切り替え……………………

この置き換えというのは、一般的には「心の切り替え」とも言われているものだ。そして、何か趣味をもっている人はこの置き換えが非常にうまく、そのような人はストレスに対しても実に強い。それは日頃からどのようなネガティブな状況でも、ネガティブな想念を気にし続けるのではなく、趣味などポジティブな想念ですぐに置き換えることを練習しているからに違いない。

もちろん趣味をもっていても、心の切り替え、つまり置き換えが下手な人だっている。これは俗に、まじめで几帳面な人に多い。まぁ考えればわかるように、このような人は叱られているときに、心の中で歌を口ずさむことなどできないだろうし、叱られた内容だけでなく、叱られたことそのものも、ずーっと後々まで気にし続けることだろう。そして、それはストレスという形で心と体を蝕むか、ネガティブな現実としてスクリーンにあらわれるか、という結果しか招かないのだ。

常識的に言うと、まじめで几帳面であることは、良いことであるかもしれない。しかし、心のメカニズムから言うと「置き換えることが下手で、気にしない訓練ができていない人」(つまり、まだ成熟してない人)ということになる。もし、気にすることやまじめで几帳面であることが自分のストレスの原因や、ネガティブな現実の原因であることがわかれば、あとは気にしないことを訓練するしかない。それをまず置き換えという方法でやるのである。

もしあなたが、心の中で楽しい歌を口ずさみながら、人の小言を聞けるようになった頃には、ずいぶんストレスに強くなっているのに気づかれるはずである。

……気にならなくなることの効用……………………………

実際にこれらの置き換えによって、気になる想念が消えてしまったわけではない。またいつか心の中に入ってきて、あなたを苦しめることになるかもしれない。が、もし置き換えることによって、あなたの意識の位置が少し高くなっていれば、その気になった想念はつぎに入ってきたときは、もう気にならないものになっているに違いない。つまり、以前に気になった想念がもう気にならないということが、意識の位置が少し上がったということを意味するのである。

たとえば、むかしはちょっと服にゴミがついているだけで気になっていたのが、あるときから少々破れていても気にならないというようなものである（いや、これはたんなるオバサン化現象かもしれませんが）。

もちろん、またその想念が入ってきて、また同じように気になったとすれば、まだ意識の位置は変わってない（あるいは低くなっているかもしれない）こともわかるだろう。

このように、実は気になる想念というのは、正確に今の意識の位置を示してくれる物差しのような役割も果たしている。そして、それに対して意識の位置を上げることによって（別のポジティブな想念をつかんで這い上がる）、その気になる想念を気にしないようにしようというのが、この置き換えという方法なのだ。

……伝統的な宗教の置き換え法……………………………

伝統的には、この置き換えはさまざまな方法で行なわれてきた。

神や仏の姿を心に描き続けるものや、さまざまな図形をイメージし続けるもの、南無阿弥陀仏や南無妙法蓮華経を繰り返したり、お経を繰り返すものといった宗教的なものから、下腹や手といった体の部位を意識し続けたり、呼吸に意識を合わせたりという気功的なものまで、実にバラエティーに富んでいる（ちなみに「意識する、意識を置く」というのは左手でその想念をつかむことである）。

これらは、それ本来のもつ意味は別にあるのだが、この段階では気になる、不必要な想念、つまり左手に入ってきてなかなか離れていかない想念を、そうしたもので置き換えるのには非常にすぐれた方法である。

たとえば病気や不幸を背負って宗教団体に入信し、その団体の勧める行法（多くは心の中で一つのイメージや言葉を繰り返すもの）をしているうちに病気や不幸から抜け出せたというのは、何もその宗教団体の力ではない。そうではなく、それまで病気や不幸をつかまえていたものを気にしなくなったから、そうなったのである。

しかし、このやり方にも欠点がある。気になることを別のもので置き換えて、それを強く意識し続けるというのは、同時に集中力を高める訓練でもある。そのこと自体、一見すると非常に良いことのように思われるのだが、もしこのとき別の気になることが起こってしまったらどうなるだろう。

具体的に何か問題を抱えている人では、当初与えられた行法にすがろうという思いが強いため、何が何でも集中できていたのに、いったんその問題が解決すると、そうした人は往々そのような集中力をもち続けることができなくなってしまうものである。一つの原因は後に述べるリラックスと密接な関係があるのだが、もう一つの原因は与えられた行法があまりにも単純なため、飽きてしまうからだ。

そのようなときに、新しい気になることができてしまったとすると、意識は前のようにその行法に集中することに興味を失い、気になることを意識するようになる。しかし、前の行法で高められた集中力だけはある。すると、この人は高められた集中力でそのことを気にする。そうなると気にするどころではなく、死ぬほど気にする、気にしまくるということになる。

こうなるとそれが現実の世界にあらわれてくるのは実に速い。宗教団体に入っていったんは何らかの病気や不幸が去っても、しばらくしてまた別の病気や不幸に悩まされるというのは、実に本人の高められた集中力によるためであると言って差し支えない。

……集中力にはリラックスも大事……………………………

考えてみればわかるように、先ほどの鼻歌を心の中で歌ったり、気分転換を積極的にはかっていくというのは、それほど集中力を高めるものではないし、夢や希望で置き換えるのは、たんに念仏やお題目で置き換えるのと違って、いつも意識が強く興味をもてるものであるため、どのような気になることにも対応できるオールマイティなものである。だいたい一つのイメージや一つの言葉を心の中で繰り返すのは、それ自体けっこう苦しい作業、端的に言っておもしろくない作業だろう。

これに対して、伝統的にはこうした集中をともなう行法では、必ず同時にリラックスということを非常に大切にする。筋力の最大限の緊張を作り出すことによって、優れた成果を上げることのできるスポーツ選手は、同時に筋肉の最大限のストレッチングをやる。そのようなものである。

つまり、集中力を高めるような伝統的な置き換えは、同時に必ずリラックスできる能力を高めなければならないのである。これはことばではむずかしいが、実際は集中力を高める訓練が終わった後に、何分か精神的にも肉体的にも力を抜いて、ただひたすらボーっとするのである。

もちろん、そのボーっとしている間に、たとえば病気や不幸という気になる想念が入ってくるかもしれない。しかし、おもしろいことに、このとき入ってきた気になることは、ほとんどの場合、気にならないのである。気にすることもできないほど集中にエネルギーを使ったため、気にできないとも考えられるが、ともかくどうでもよいと思えるものなのだ。それは実にこの集中のあとのリラックスによって意識の位置が上に浮上していくために起こることなのだ。

……リラックス力こそ気功の要点？……………………

このリラックスをともなった集中力訓練は、先ほど述べたような集中力が高まることによって起きる不幸を生むことは少ない。集中によって気になることを徹底して排除するだけでなく、後でリラックスすることによって心に入ってくる気になることが気にならない状態を作り出しているため（つまり意識を浮上させるというメカニズムを働かせているため）、より強力な気になることにも対応できるのだ。

それでは「最初からリラックスして気にしない状態を作ればいいじゃないか」ということになるが、実にそうなのである。その意味でリラックスこそが意識を浮上させるもっとも近道となる。

それが気功の中で放松《ファンソン》（リラックス）がもっとも大切なテクニックだと説かれる理由なのだが、残念ながら最初から最大限のリラックスを引き出せる人間なんて、まずいない。筋肉が一度最大限まで緊張した後に最大限のリラックスを生み出せるようなもので、最初にどうしても集中力を高めることが必要なのだ。そして、この方法だと、集中力が高まると同時に、リラックス力（こんなことばはない？）も高められるのである。

これはぜひ応用してもらいたい。何らかの宗教団体に入って、何らかの行法をやっている人の多くは、このリラックス力があまりにも欠けている。それはその宗教の善し悪しではなく、リラックスを忘れてしまったその行法指導に問題がある。そして、そのことがその個人にさらなる気になることが襲ってきたときに、太刀打ちできる力を養えないようにしているのだ。

……川の流れをイメージする方法……………………………

さて、伝統的には、もう一つ実に肩の凝らない置き換えが用意されている。これはある程度イメージ力がある人でないとできないのだが、川の流れをイメージするという方法である。それは右から左へ流れていても、左から右へ流れていても、上から下へと流れていても、もちろん前から後ろ、後ろから前でもかまわない。ともかく水の流れを想像するのである。

どうしてもイメージ力の弱い人は、実際に川の流れを見つめるというのも同じように有効な方法で、ドブ川でも流れていさえすれば、同じように効果がある。もともと意識が落ち込んでしまったのは想念の川で、そこを流れる想念が左手の網にひっかかってなかなか取れないというのが気になるという現象だが、川をイメージしたり、川を眺めるというのは、その想念の川をそこだけ流れの早いものに変える作用があるようなのだ。不思議なことにどんなに気になることがあっても、川をイメージしたり眺めたりしているうちに、その気になることが川の流れとともに離れていくのだ。

ちょうどその感覚は、体についた泥が川の流れに浸かっていると、みるみる洗い流されて離れていくというような感覚に近い。あまりにも簡単で、一見馬鹿げたもののようだが、その効果は絶大なものがある。

この川の流れの置き換えに少し慣れるとおもしろい経験ができる。人に小言を言われたり、叱られているときに鼻歌ではなく、川をイメージしてみるのである。するとその小言やお叱りが、ウソのようにその川に流れていくことに気づくはずだ。その意味でガンジス川の沐浴は実に的を得た心の健康法であるとも言える。しかも人々はそれで心がきれいになると信じているのであるから、効果は絶対的なものだろう。

ちなみにわたしの個人的な知り合いに、いつもよく心に川を描く人がいる。この人は本当に気にしない。今聞いたこともどんどん流れていく。したがってさっき聞いた冗談でも、また笑える。

本人イワク「人生何度でもたのしめる」

ボケているのではない。まだ若い。それに気にしなければいけないことは、しっかりと気にできているのであるから、知能が劣っているわけでもない。このように川のイメージによる置き換えは、ストレスを感じやすい人には実に有効な方法なのである。

……要は重たい想念を流してしまうこと……………………

恋に破れたり、事業に失敗したとき、人は「もうだめだ」と思う。しかし、実はこれもたんに恋に破れたことや、事業に失敗したことにしがみ着いたために、意識が沈没してしまい、ネガティブな想念がひっきりなしに流れる底にまでやってきたためなのである。そし

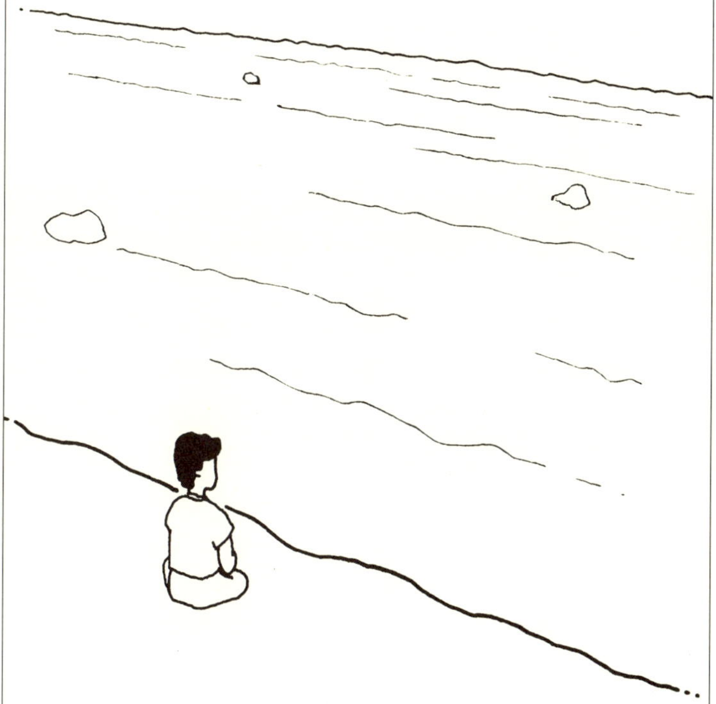

どんなに気になることがあっても、川をイメージしたり眺めている内に、その気になることが川の流れとともに離れていく。

て、このようなとき川を眺めていると、気にしていたことがどんどん自分の意識から離れていき、重たい想念を放すにしたがって、意識の位置は元の高さにと浮上していくのである。

そう考えると、よくむかしの小説の中に登場する渡し舟の船頭は、どことなく人生を達観したような姿として描かれるのも何となくわかるような気がする。ともかく、これは本当に困ったときにやってもらいたい方法である。つまり、自殺したくなったら川へ行こう(川に入って自殺するのではなく、川を見るのだということはお忘れなく)。

これらだけではなく、置き換えという方法には、宗派、流派によって無限の種類のものがある。個人的にそれらに出会った人は、そのやり方をやってみるべきだが、忘れてならないのは、それらすべて意識の位置を少しでも上に上げるという絶対的な命題を満たすためのものである。そしてそのための置き換えであるということだ。

そして、上がったか下がったか判断するのが「識別力」である。識別力は俗に「理性」と言い替えることもできるが、宗教的なアプローチにこの理性が忘れられると、結果は往々悲惨なものになるのでくれぐれも御用心していただきたい。

STEP
4 つかみ返しの法

……今度は徹底的に気にしてみる…………………………

つぎにもう一つの方法を見ていこう。つかみ返しの法である。あまりにも強力に気になることは、置き換えでは決定的に力不足だ。そこで用いられるのが「つかみ返し」で、「気になることを徹底的にあくまでも気にして見よう」という方法だ。

たとえば、職場で自分とはどうも合わない人がいるとしよう。顔を見るのもいや、声を聞くのもいや、つまり気になっているのである。

多くの人は置き換えや川の流れなどせずに、その気になる人を避けよう、逃れようとするだろう。しかし、実際に顔を見ないでも、声を聞かなくても、想念の川の中にはその人のイメージが流れてくる。ひどい場合になるとベッドに入ってもその人の顔が心に浮かんで、眠れないことだってありうる。おもしろいもので、こうした気になることは気にすまい気にすまいとすれば、よけいに気になるものなのだ。

このような場合、置き換えをやって成功するくらいであればまだいいが、もつれた人間関係は置き換えなどでは歯が立たないくらい強烈に気になる。そこで「どうせどのようなことをやっても気になるのであれば、徹底的に気にしてみよう」というのである。

まずその人の顔や姿を描いてみよう（おもしろいもので、いやな人ほどくっきりとイメージできる)。そしてその人の何が嫌いで、どこが嫌いで、どうしていやなのかをあらゆる角度から、考えうるかぎりの範囲で考えてみよう。考えるのが苦手な人はそのイメージだけをしっかりと描き続けてみよう。それは一分や二分ではなく、一時間でも二時間でも、あるいは一日でも二日でも。

するとまったく不思議なことに、あるとき、フッとその人が気にならなくなってしまう瞬間が来る。これは必ず訪れる。そして少し以前の自分があれほど気にしていたのが、まるで嘘のようにまったく気にならなくなってしまうのだ。

しかし、これは中途半端なつかみ返しではいけない。そうすると時間が長引いて、逆にいつまでも気になってしまう。ただひとえに集中して、できるだけ長く気にしてみる。するといともあっさりと気にならなくなってしまうのである。

ちなみに多くの演歌のテーマは、「別れたあの人が忘れられない、忘れよう、忘れようと努力しても、けっきょく忘れられない。私はあの人なしにはだめな女。今日もあの人の思い出に浸っている」というようなものである。これははっきり言って、忘れよう忘れようとするから忘れられないのであって、忘れようとせずに徹底的に忘れまい、指一つの動かし方、タバコを吸うときのクセ、しゃべる声やことば使い、どのようなものであれ心に描けたことはすべて気にしてみるという具合にやるとどうなるか。だいたい一週間、長くても2～3カ月でその人の顔は完全に頭から消去されてしまい、その後では思い出そうとどんなに努力しても、その顔は決して心をよぎることはない。

しかし、みんながみんなそんなメカニズムを知ってしまっては、演歌は完全に廃れてしまう。その意味では日本の伝統を守るために、このつかみ返しはあまり広めない方がいいのかもしれない。

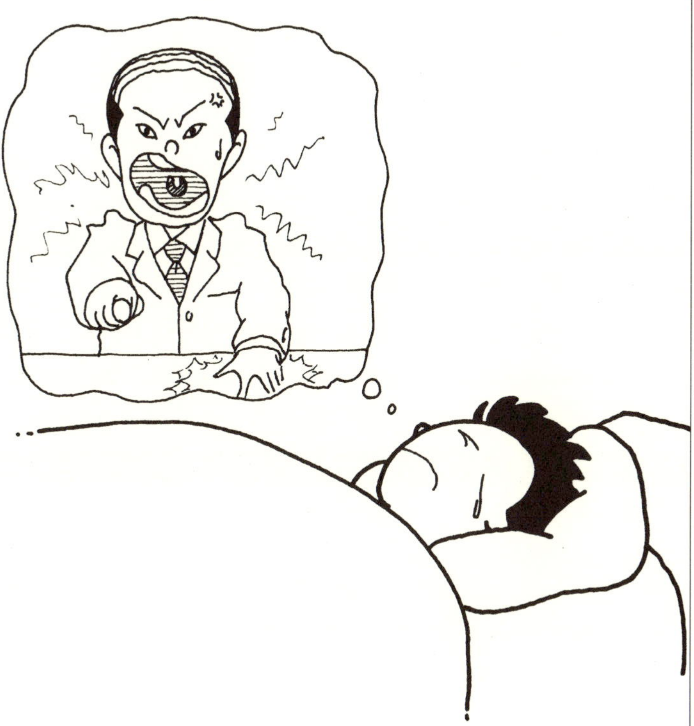

「顔を見るのもいや、声を聞くのもいや」と気になる人のことは、避けよう、逃れようとしても、ベッドに入っても心に浮かんでくる。どうせどのようなことをやっても気になるのであれば、徹底的に気にしてみよう。

ちなみに心にパッパッとその人のイメージが浮かぶ人は、どのような理由であれ、その人が気になっている人で、それが気にならなくなると、「はて、あの人の顔は……」と思い出そうとしても思い出せないようである。

たとえば、円満に過ごしている仲のよい中年すぎの夫婦なんか、「はい、連れ合いの顔をイメージして」と言っても、なかなかはっきりとイメージできない場合が多い。お互いが気にならなくなっているからだ。中には、街ですれ違っても「はて、どこかで見かけたような顔だが」程度にしか認識できない場合もあるらしい。これに対して、はっきりとイメージできる夫婦というのは少なからず問題があって、気になっている場合がほとんどであるようだ。

……つかみ返しは人の握力のようなもの……………………

このつかみ返しは人の握力のようなもので、それを徹底的に握りしめていると、ついには握力が抜けて自然にそれが抜け落ちていくようなものだ。そしてこの握力が抜け落ちたときに意識の浮上が起こるのだ。これを禅宗の中では「担いでいけ」と言う。

ある坊さんが自分は気にしない訓練を徹底的にやった。「じゃ、つぎはどうすればいいのか」と、ある高僧に問うたところ、その高僧は「担いでいけ」と言ったというのである。おそらく、その坊さんは「気にしない」ことを気にしていたのであろう。そして自慢げに「気にしない、つぎは何か」と問うたのである。その答えが「担いでいけ」。つまり「気にしない」ことをもっと気にしていればいい、するとやがてその握力が抜けたときに、「気にしないことさえ、気にならなくなるよ」という答えだったのである。

実は意識の浮上の問題から言うと、気にするというのはある位置に意識が留まってしまうために起こることで、「私は気にしない、私は気にしない」とそれを心に強く抱いていることも、意識の浮上を妨げるもの、つまり「気にすること」なのである。これをとってしまうのは、それほど楽な作業ではない。おそらくはそのことをさらに気にし続けて、意識が飽きるときを待つ以外に、意識をふたたび浮上させることはできないものなのかもしれない。

……ふつう気にしていても少しだけ……………………

このつかみ返しは、前書でも紹介したけれども、子どもの知性の発達における基本的なメカニズムでもある。知性の巻き込みを徹底的にやった子どもは、自然と「飽きる」という衝動を感じて、そのことに見向きもしなくなるというメカニズムだ。このメカニズムはわたしたち大人にだって充分に通じる。それがこのつかみ返しである。

しかし、多くの人は、「あの人のことをそりゃー、ずーっと気にしてますよ。気にして、気にして、これ以上気にできないくらい、気にしているんですよ」と言うかもしれない。が、本当にそれほど気にしているのだろうか？　一日24時間のうち、起きている時間が3分の2の16時間だとして、この16時間、その人のことばかり気にしているのだろうか？　ご飯を食べているときも、コーヒーを飲んでいるときも、仕事をしているときも、トイレに入っているときも、風呂に浸かっているときも、パチンコをしているときも、ディスコで踊っているときも、本当にその人のことを気にしているのだろうか？

そんなことは決してない。おそらくは食べている間の20分中1分くらい、コーヒーを飲んでいる10分中の30秒くらい、仕事をしている８時間中の10分くらいなはずだ。残念ながら、今の平均的な人間では１回の集中力は５分くらいのもので、30分以上集中できる人なんてまずいない。

多くの人は気になることを30秒程度気にして、休憩１時間というようなパターンである。つまり、ずーっとは気にしていないのである。それを徹底的に気にしてみようというのだから、斎戒沐浴をし、断食するくらいの覚悟で取り組むべきだ（もちろんしなくても良い)。

そうして、その気になることを徹底的に気してみるのだが、ずっと述べてきたように、「イメージと言語と感情」の三つが完成すると、すべての想念は現実にあらわれてしまう。それは良いこともそうだが、悪いこともそうだ。この場合嫌いな人のことを考えようというのだから、心に浮かぶ想念はネガティブなものになるだろう。そして、それが現実にあらわれることは、絶対に避けなければならない。

たとえば自分に意地悪をする人の想念を、意地悪されるというネガティブなイメージや言語、感情でつかんだとすれば、意地悪されるという想念が立派に完成され、結果的にますます意地悪されるだろう。

イメージは観察するためには絶対に必要なものだし、言語もそれを突き詰めていく上では必要不可欠であるが、気にして観察する行為には、感情はまったく必要はない。「好き嫌い、いい悪い、して欲しい、して欲しくない」そういったものをすべて消したまま、この作業を行なうのである。

そこには情熱も虚無感も、およそ感情と名のつけられるものを一切入れない、いわば無菌の研究室（この場合菌というのは感情です）の中で作業を行なうようなものである。そしてこの無菌の研究室で気になることを気にし続けることは、誰がやっても10分以内に同じ結論を引き出すことができる。
「あぁしょうもナ」
である。

……「つかみ返し」は想念を消してしまう………………

ここで、もう一度「想念」を分解してみよう。

想念というのは「イメージ、言語、感情」でできあがっていた。そして、「気になる」というのは、この三重構造でできあがった一つの想念であるわけだ。それを感情を抜きにして、その想念の気になることは何かを調査し出すと、つかまえた大きな魚のうち、感情で構成されている肉をはぎとって、頭と骨を調べようとするようなものである。

これでは魚（想念）は生きながらえることはできない。つまり、お亡くなりになって、川の中を流れるチリ（感情のドロ、言語のゴミ、イメージのカス、あまり上品な表現ではありませんが）に分解されていってしまう。つまり、その想念自体が解体してしまうのである。そのため、その想念が気になっていた人も、その想念が根本的に消滅してしまったのであるから、気になりようなどない。つまり、気にならなくなるのである。

このように、徹底的に気にする「つかみ返し」という行為は、本質的に想念の川を流れる想念を消してしまう行為なのである。

……気になる核心はネガティブな感情……………………

多くの人は何を気にしているか？　実はその想念を構成する「感

情の部分」を気にしているのだ。そして、気にする行為の多くは、想念のクリアーなイメージを見たり、描いたりすることでも、その想念に付随する言語を調べたり、新たに作り直したりすることではなく、ただたんにその想念を構成する感情を嫌だと思いながら、その想念のもつ感情を心に広げているだけのことなのだ。

たとえば、食事の後にお茶を口にグチュグチュとやる主人のクセが気になったとしよう。それはその姿を見て、心の中にネガティブな感情「はしたない、きたない、下品だ」というような言葉に付随するような感情が生まれたのだろう。その「ネガティブな感情を生み出す想念、グチュグチュのイメージ、それをいけないもの許せないものとする言語、そしてそれにともなう感情」が混成してできたものが、意識の網に引っかかって離れないために気になるのである。

しかし、客観的に見れば、グチュグチュという行為自体が悪い行為ではないのに、それが許せないというのは、その行為（イメージ）に対して自らが付加してしまった感情のせいなのだ。

ここに「気になること」の大いなる秘密がある。実はどのような想念であれ、それが気になるのは、自分に流れてきた想念であれ、自らが作った想念であれ、そこに自分流のネガティブ感情を付け加えたために起こることなのだ。そうして自分流のネガティブな感情が加わった想念もしばらくして、自分から離れ、想念の川を流れるだろう。が、意識の網に引っかかってなかなか離れない想念は、そうした、かつて自分が何らかの原因でネガティブ感情を付け加えた想念なのだ。

とすると、すべての現象に対してネガティブ感情を抱かない、すべての想念にネガティブ感情を付け加えなければどうなるか。その人は本質的に気になることがまったくなくなってしまうに違いない。

実はこれがすべての宗教で、感情を排除してしまうように勧める真の理由である。気になることがなくなった、すなわち感情にとらわれない意識は自然と浮上をはじめ、すべてが満たされた感覚の位置や平安が流れる位置にまで上昇していくのである（その意味では感情的な宗教や、熱いパッションだけの宗教、ポジティブやネガティブの感情を温存していく宗教は、本来の意味、つまり意識の浮上を計るための宗教とは言えなくなってくる）。

そして「つかみ返し」というのはとりもなおさず、日常的に気になることがその付け加えられた感情ゆえに気にする行為であるのに対し、その感情を除いたレベルでもう一度そのイメージと言語を調べようという作業なのである。

ちなみに非常におもしろいことに、感情的に気にするとわずかな時間でも長く感じられ、感情を抜きにして理性的に、知性的に気にするのは長い時間であっても非常に短く感じられるもので、実際につかみ返しをやってみると、あれだけ長い間、気になっていたことが、ほんの一瞬で気にならなくなったと感じられるはずだ（実際にはそれほど長い間気になっていたわけでもなく、つかみ返しもほんの一瞬だったわけではない）。

この間の事情というのは、学校の授業時間のようなもので、嫌な授業（つまり感情的にネガティブを抱いている）は同じ45分が長く感じられるのに対し、知的に興味をもてる授業では短く感じられるようなものだ。

では、具体的につかみ返しの作業というのはどうすることなのかというと、つかんだ魚（意識された想念）をいかにさばくかということになる。が、これは何もむずかしいことではなく、要するにこちらが感情的にならないことだ。そうして、そのイメージと言語でできた魚の頭と骨を観察し続けるのである。ただそれだけで想念を構成していた感情はその想念から外れる。いわば魚から肉が削ぎ落されるようなものである。

するとあるとき、急にふっと「アホらしくなってくる」

これは突然訪れる感覚であり、つかみ返しが成功したという印《しるし》、すなわち気になる想念が分解したという合図でもある。つまり、この感覚がやってきた後では、そのことがもう気になることはないのである。

……「執着を捨てる」ことの本当の意味……………………

仏教ではどの宗派であれ、すべからく「執着を捨てろ、とらわれることをやめろ」と説く。それは禅宗にかぎらず、すべての仏教がそうである。しかし、多くの場合、この現象の世界の執着を離れることとして説明される。つまり具体的には財産、地位、名誉等々である。しかし、もちろん想念の結果であるそれらの現象界のできごとにとらわれないのも無執着ではあるが、本質的に想念にとらわれるのをやめるのが仏教の教えである。

金をもっていることではなく、その金が失われはしまいかという想念、地位があることではなく、その地位が下がってしまうのではないかという想念、名誉そのものではなく、その名誉が傷つけられるのではないだろうかという想念こそが仏教の言う執着である。それはあくまでも想念の世界での執着で、それを離れることが「とらわれないこと」や「捨てること」なのである。つまり、ことばを変えると、気になることを気にしなくなることこそが仏教で求められる本来の無執着なのであって、財産、地位、名誉のすべてを捨てても、それを気にしていれば、実際は大切なもの「気にする心」を捨ててはいないのである。

その意味で維摩経に示される維摩さんの生き方は、財もあり、地位もあり、名誉もある一人の個人が、それらすべてから起こりうる想念に対して執着を離れた姿として、蘇るのである。彼の言ったと伝えられる「歩歩是道場」もその意味で納得できる。道場とはいわば精神的な修行の場だが、その道場を離れても一歩一歩、歩むごとに意識の網にひっかかる想念に対して、その執着をいかに除いていくか、置き換えやつかみ返しによって、気にならなくしてしまうという作業こそが修行であると言いたかったのだろう。

……望ましくないことに感情移入しない……………………

このように「感情」を自分の中から除いてしまった人には、物事はまったく違うように見えてくる。夫婦の間、親子間のいさかいや、職場の人間関係のもつれ等々、とても解決の糸口のないものでさえ、感情を除いてしまえば、実にすっきりと、どうすればいいか、どうしなければいけないかが見えてくるものなのである（この場合、相手に対してどうのこうのではなく、自分の意識がつかまえる想念に対して感情を除くということである）。

といっても無感情になってしまい、おかしいときにも笑わず、いつも同じ能面になれというのではない。感情自体は想念を実現するためには大切な要素であることを絶対に忘れてもらっては困る。ただネガティブな感情に色付けされたネガティブな想念だけはコントロールしようということなのである。

もともと、わたしたちはこの現実世界、それはわたしたちから見るとスクリーンに映る映像のようなものなのだが、それをすべてなくすることを望んではいない。そうではなく、そのスクリーンの上に各自が望ましいと思われる映像のみがあらわれるようにしたいのである。嬉しいときに喜ぶ、悲しいときに悲しむ、それはこのスクリーンをより感動的な画面にするために必要なことである。それをなくしてしまうのではない。そうではなく、その映像を汚してしまう可能性のある想念に対して感情を排除してしまおうとしているのである。

だから、望ましいものに感情移入を積極的に行なうことはより望ましい現実を作り出すのに必要なことではあるが、望ましくないものに感情移入をしてしまうのは、望まない現実を作り出してしまうのだから、まったく必要のないことであると断言してかまわないのである。

もし、人がこうしたメカニズムに無知で、いくら現実世界で幸せになろうとしても、「気になること」に与えた自らの力によって不幸せになっていくしかないとすれば、これは悲劇以外の何ものでもない。その悲劇は基本的にすでにネガティブな感情的に物事を考えてしまう、その人の習性がそうさせるのである。

すると、人は何としてもその習性をやめる必要がある。「気になること」は本質的にその想念に与えられたネガティブな感情が原因するのであって、「気になること」自体では決してない。それをつかみ返しの実践で一つ一つ理解していくことによって、人は大いなる幸福の鍵を握ることになる。

それは「人はその人の思うような人となり、思うような人生をおくる」からである。

LESSON 4

人生をポジティブに生きる方法

STEP

1 意志の話

……意志の強い人、弱い人……………………………………

「完成された想念は必ず現実のスクリーンにあらわれる」ことを繰り返し述べてきたが、そのあらわれ方は完成された想念の質によって分類され異なってくる。それは大きく三つに分かれ、「意志、夢、祈り」となる。まず意志を見ていこう。

「意志」とふつう言うとき、それは何かをやり遂げるための精神的力強さだと考えられている。さまざまな困難を乗り越えて何かを実現した人は意志の強い人、困難を乗り越えられずに挫折したり、妥協した人は意志の弱い人、ということになる。

たとえば、酒やたばこをやめられないのは一般に意志が弱いからだと考えられている。それはやめることが長続きしないからで、この場合、長続きすることが意志の力となる。すると、酒やたばこをやり続けているのは、実は強力な意志がそうさせるのではないのだろうか？　意志が弱いから酒がやめられないのではなく、意志が強いから酒がやめられない、意志があまりにも強力なためにたばこをやめることができない、とわたしたちは考えるのである。

小さい頃、父や母やまわりの人たちが楽しそうに酒を飲んで、たばこを吸ってワイワイ、ガヤガヤ浮かれているのを見て、今はできないけれど、いつか酒を飲んでたばこを吸って同じように楽しい気持ちを味わいたいと強く思ったとしよう。すると酒を飲んだり、たばこを吸うイメージをはっきりと描き、さまざまな言語を加え、そこに感情を巻き込んでいくだろう。そうなると、その想念は現実の世界にあらわれざるを得ない。

もちろんそれが、許されている年齢になってからあらわれるかどうかはまた別のメカニズムが働くが、ともかく完成された想念がその実現に向けてセットされるわけである。これが「意志」だ。

つまり、「ある想念を心に抱き、そうなるように強く思い、それを自らの体を使って実現させていく力」が意志であって、けっきょくたばこをやめられない、酒をやめられないのは、そうしたことを行なう意志の力があまりにも強いためにやめられないのである。何かをやるという強力な意志のもとには、やらないという弱い意志は歯が立たないのである。

……意志が実現していくしくみを理解しよう…………

もともと意志は、完成された想念がその人の体を通して実現するように無限のエネルギーから必要なエネルギーを引き出すようにセットされたものである、とわたしたちは考えるのだが、この場合引き出させれる無限のエネルギーは、頭のてっぺんに注がれるエネルギーのことで、本書のはじめのところに述べた祭壇でもある。そして、意志の想念がセットされるのは脳の中で、頭頂に注がれたエネルギーが背骨に流れ込む入り口に当たるところである（と、わたしたちは一応考えている。……違うかもしれない）。

そして、セットされた想念は、無限のエネルギーから実現のためのエネルギーを引き出して、背骨の中に送る。するとその人の体を突き動かす衝動となって、実際に体を動かし、意志を実現させていくのである。

酒を飲むという想念やたばこを吸うという想念が意志の座にセットされると、それを実現できる機会が現実のスクリーンにあらわれはじめたとき、意志は無限のエネルギーから必要なエネルギーを引き出し、背骨の中に送る。すると体はそのエネルギーに押し出されるようにして、その行動を実行してしまう。つまり、酒を飲んだりたばこを吸ったりするわけである。

……意志と根性を混同しないように……………………

ちなみに意志はよく、根性（無茶苦茶古い言葉ですが）と同じように使われたりする。

たとえば、グランド3周ウサギ跳び（これも無茶苦茶古い例ですが）を命じられて、できた者は根性があり、できない者は根性がないというような使われ方である。そして根性（意志）とはガンバル力だと考えられてしまうのである。しかし、なぜ同じような体力の者でも一人はできて、一人はできないのだろう？　実はここに意志のメカニズムが大きく作用するからなのである。

もしウサギ跳びを命じられたとき、それを完成させるという想念（それはもちろんクリアーなイメージ、完成させるという内容の多くの言語、そして多くの感情を注ぎ込んだもの）が意志の座に位置を占めることができれば、その意志想念は無限のエネルギーから、その実現に必要なエネルギーを引き出して、背骨に送る。するとそれが全身に流れ、グランド3周を難なくこなしてしまう（不思議なものでこうした場合、肉体の疲労感は少々あっても、つらい、苦しいと感じることはまずない）。

これに対して、同じような体力であったとしても、「ウサギ跳び3周なんてはなから無理だ、今どきそんなことやらせるなんて時代

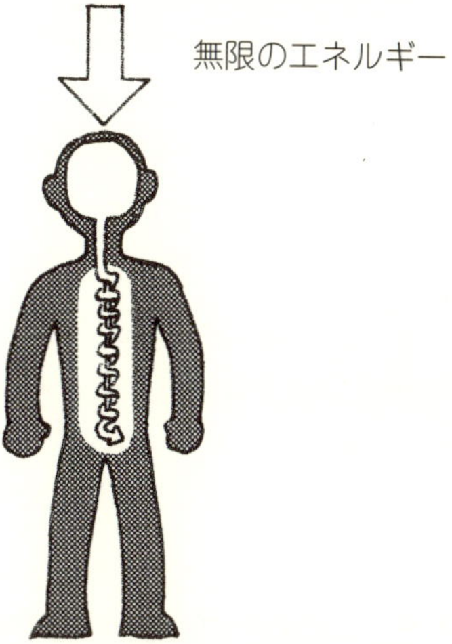

セットされた意志は、無限のエネルギーから必要なエネルギーを背骨に送る。

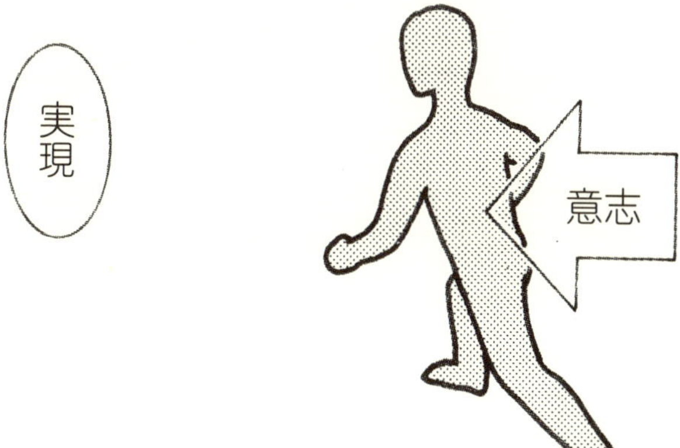

そのエネルギーは、意志の実現に向けて後ろから強力に押し出す。

遅れだ、体を痛めてしまったらどうするんだろう」と考えたとすると、決してそれが達成されるという想念が完成されて意志の座にセットされることはない。すると必要なエネルギーを背骨に送ることができないので、実際に肉体がそれを達成することはないのである（この場合、肉体に必要なエネルギーが送られないので、無茶苦茶にしんどいと感じるものである）。

そう考えると、一般的に根性のある人は、さまざまな命令や衝動に対して、それが達成されるという想念を作り出すのがうまい人、そして根性のない人は、そうした想念を作り出すのが下手な人となる。

……意志の弱い人なんていない……………………………

しかし、人間は本来、強力に意志の強い存在であって、意志の弱い人なんていない。ただ、求められる要求に対して明確な想念を抱けるかどうかの違いがあるだけに過ぎない。

勉強しろと命令されても30分ももたない子どもが、テレビ・ゲームになると6時間でも7時間でもやるように、意志は本来自分が望んで作り上げるものであって、決して他人が作り出せるものではない。するとテレビ・ゲームは勉強から逃避している行為ではなく、テレビ・ゲームをするという強い意志が働いていることがわかるだろう。

「人は意志なくしては何事もなすことはできない」というのがわたしたちの基本的な考え方だが、そうなるとカラオケに溺れているのもケンカにはまっているのも、もちろん仕事に真剣に取り組んでいるのも、ウサギ跳び3周も、すべて同じ意志のメカニズムが働いていることがわかる（もちろん飲酒や喫煙も）。

そして、それは他人がいっさい変えることはできないものなのだ。一般的社会通念では、社会的に認められることを根気よく行なう人が意志のある人、社会的に認められないことをしつこく行なう人が意志の弱い人となるが、断じてそうではないということを理解していただきたい。そうすると、俗に不良と呼ばれている人や、悪いクセと思われていることにも少しは理解の目を向けやすくなる。

……他人の強制がゆがみを生む……………………………

ここでもしセットされた意志が働けないように拘束したらどうなるだろう？

たとえば、中学に入ったら野球をすると意志をセットした子どもに、親が自分はずっと柔道をやってきたから同じように柔道をやらせようと強制するような場合である。

野球をやるという意志は確実に無限のエネルギーから必要なエネルギーを引き出して、背骨に注ぐ。もちろんそれは野球ができるように体を押し出す力なのだが、親の命令で柔道を強制すると、体は柔道をやってもそれに必要なエネルギーは背骨に流れないため、決してうまくならないだろうし、それに第一絶対におもしろいとは感じない（もちろん柔道の意志をうまく作り出せた場合は別だが）。そして、このおもしろくない、うまくならない柔道をさらに続けていくと、背骨に注がれるエネルギー（野球の意志に引き出されたエネルギー）と、実際の行動に不一致が起こってくる。するとそれが原因で背骨自体がゆがんでいくのである。

そう考えると、最近の子どもは姿勢が悪いとよく言われるが、姿勢を悪くしている根本原因は親や先生の命令なのかもしれない。遊びざかりの子どもに多大な勉強を課し、塾に通わせ、テレビ・ゲームやマンガを取り上げておいて、親の望むように意志を働かせなさいと言うのは、どだい無理な話である。そして、そのように自分の意志をゆがめられた子どもたちに根性がないと非難するのもまったく当たらない。なぜなら遊びにしろ、テレビ・ゲームにしろ、子ども自ら作り出した意志で行動する機会をつぎからつぎへと奪ってしまうと、子どもたちは意志の形成さえ断念してしまうことになるからで、これではははなから根性なんてつくはずがないのだ。

……意志を作り出す能力を奪ってはいけない…………

それどころか意志は、自分のイメージにしたがって、人生航路の舵をとる大切な機能なのに、それを形成することができないとなると自らの人生を自ら進んでいく能力の欠如にもつながる。つまり、自立できないのである。

人が自立できるのはひとえに意志の力にかかっているのだが、いつまでも親離れできない子どもや子離れできない親は、意志を作り出す能力が不足しているのだ。

ちなみに自らに意志がないと、人に自分の代わりをさせようとする。自分が困難に立ち向かうのはできないが、他人にその困難に立ち向かわせようとするのである。宿題を親にやらせる子ども、自分の果たせなかった夢を子どもに押しつけようとする親は、客観的に見ると実に異常な光景だが、すべて自らの意志を作り出す能力に欠けていることによって生じる現象なのだ。

「お前のためを思って忠告しているんだ」というのは、裏を返せば、「わたしは意志を作り出す能力に欠けていますよ」という告白でもある。なぜなら、自らの意志で生きている人は、自分がそうしてきたように、他人もその人なりに意志を作り出して、その人なりに生

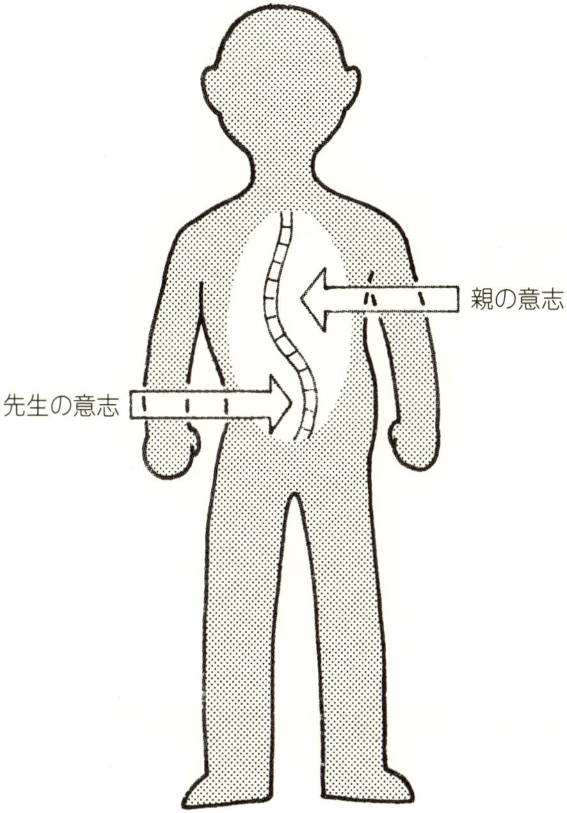

本人の意志によって背骨に送られたエネルギーと、実際の行動が違ってくると、背骨自体がゆがんでいく。

きていけることを知っているし、下手に忠告すると、その人なりに意志を作り出す、せっかくの大切なチャンスを奪ってしまうことになるかもしれないと思うからだ。そうした目で見ると、この世に意志の使い方がうまい人なんて、ほとんどいないのがわかるだろう。

ちなみに、自らの意志で生きている人は背骨がまっすぐで、自らの意志をゆがめながら生きている人は背骨がゆがんでいると言ったが、この意志は世間的な善悪とはまったく関係ない。たとえばヤクザ屋さんの世界では、本物の極道と呼ばれる人はみな、背骨がピシッとまっすぐになっているのに対し、俗にチンピラと呼ばれる者ではほとんど背骨がゆがんでいるのも、善し悪しではなく、自分が実現したいと思ったことをゆがめずに行動に移してきた人が本物の極道で、自分が実現したいと思ったことを意志としてセットできなかったり、セットしてもいろいろな影響でゆがめてしまったのがチンピラになるわけである。

そういう具合に考えると、日本では、社長の姿は背骨が伸びてどうどうとし、平社員は背中を丸めているというイメージが定着しているのも、意志の考え方からすると納得できる。

……実現したいことの想念を完成させてみよう………

そうして、意志の形成はまず「実現したいことの想念を完成させること」からはじまる。

個人的に、わたし自身は掃除が大嫌い、料理は作って食べるのは好きだけど、後片づけは大嫌い、洗濯は洗濯機の中に洗濯物を放り込むことはできても、それを干したり畳んだりというのは大嫌いだった。「男やから、そんなん当たり前やないか」と言われそうだが、その苦手に対して意志を使ってみたらどうなるだろうかと思ったのである。
まず、自分が掃除、洗濯、食器洗いをしているイメージをクリアーに描いてみた。エプロンをし、頭にも蔽いをして、チャッチャカ、チャッチャカはたきをかけたり、掃除機をかけたり、洗濯物を干して、畳んでというような、まるで少女マンガにでも出てきそうな光景を想像するわけである（読者にとっては気味悪い光景でしょうが）。
つぎにそのイメージに言語をまといつかせるのだが、「おそうじ、おそうじ、楽しいな」とか「やればおれだってできるじゃないか」とかいった簡単なものから、「世間ではこんなこと、プロの主婦のようにできる男性なんてきっといないぞ。これはひょっとしたら非常に特殊な技能かもしれない」といったような言葉の連想ゲームを最初のイメージを描きながら行なうのである。
そうして、このイメージと言葉の連想ゲームをやっている間、できるだけ楽しい感情を作り出して、最後に望ましい想念が完成できたことに対して非常に満足しているという気持ちに浸るのである。
くれぐれも言っておくが、これは実際に掃除をしたり、洗濯をしながら行なっているのではない。寝ていたり、座っていたり、散歩をしていたりと掃除や洗濯とはまったく関係ないことをやっているときにするのである。実際の行動としては確かに具体的なことは何一つやっていない。しかし、これで想念は一応完成する。つまり「イメージの核、言語の枝、そして感情の花」がそろったのである。
もちろん一回や二回で、その想念がうまく意志として作用するほどわたしたちは意志の作り出しに慣れてはいない。したがって、わたしの場合もこれを一週間ほど繰り返しやってみた。すると、それまで大嫌いだった掃除や食事の後片づけが、現実の中で必要になったとき、体が勝手に押し出されるようにして、そうした作業に向かうのである。それは本当に自然な流れで、今までずーっとやり続けていたように違和感がない。そしてそこにはやっていることに対する充実感はあっても、嫌な気持ちというのはまったく生じない。

……好ましくない意志が実現してしまう理由…………

このように完成された想念が、意志の座にセットされると、どのようなものであれ、その意志がその人を強力に後ろから押す。ここで大切なのは、その意志には本来善し悪しの区別などなく、いったんセットされれば、必ず働くという点だ。

そう考えると、わたしたちは多くの好ましくない意志に動かされているのがわかる。さぼり癖、いつも時間に遅れる癖や盗み癖だって、それは強力な意志の力によるのである。

ただ、わたしたちにとって好ましい意志と好ましくない意志の違いは、想念が完成されるときのでき方の違いによる。たとえば、物を盗むというようなネガティブなイメージが非常にクリアーに描かれ、それに「あいつは気にくわないから盗んでやれ」とか「あそこは入っても絶対に足がつかない」といったものや、あるいは「もうあんなことはしたくない、捕まるのはいやだ」といった言語がくっつき（言語の内容はこの場合意味がない）、ネガティブな感情がつくとできあがる、という具合にネガティブで構成されるのである。

実は酒をやめよう、たばこをやめようと思ってもやめられないのは、このネガティブで構成された意志の場合がほとんどで、酒を飲んだり、たばこを吸ったりするという非常にクリアーなイメージが最初にできあがれば、後はどのような種類の言語をそれに付けても、どのような感情をそこに付けても意志として機能しだすのだ。

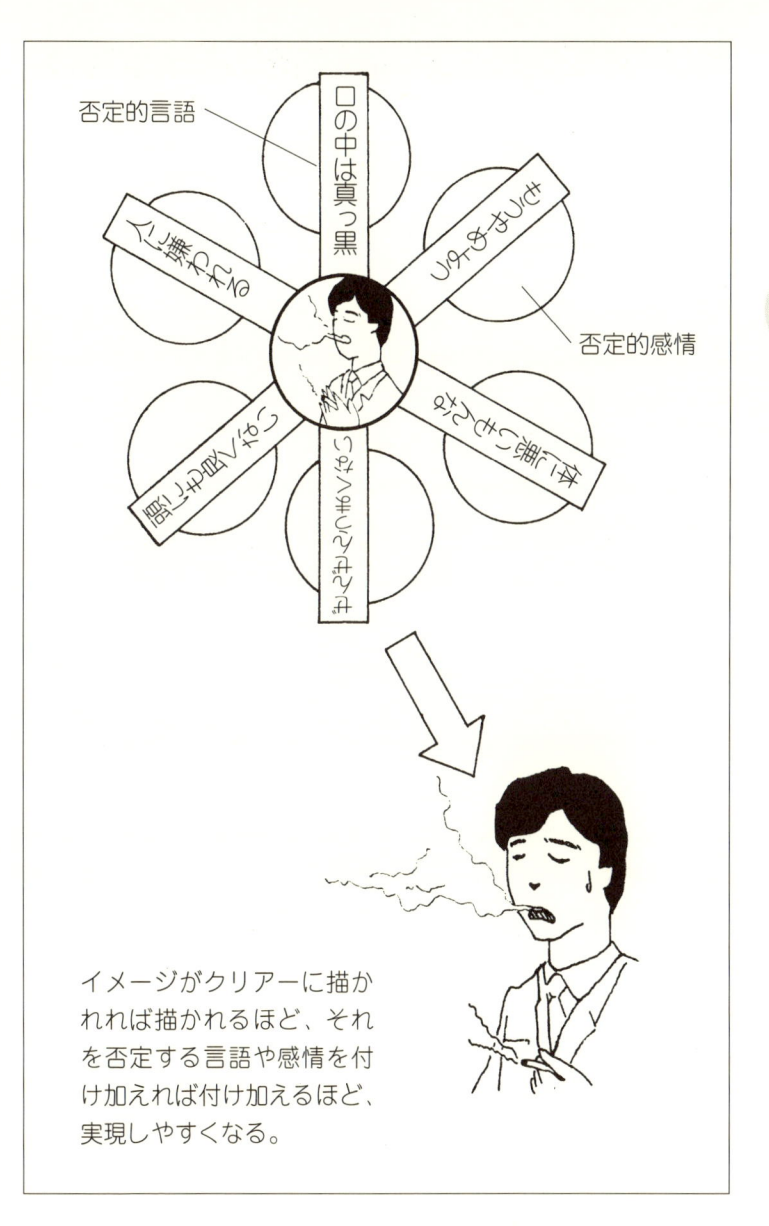

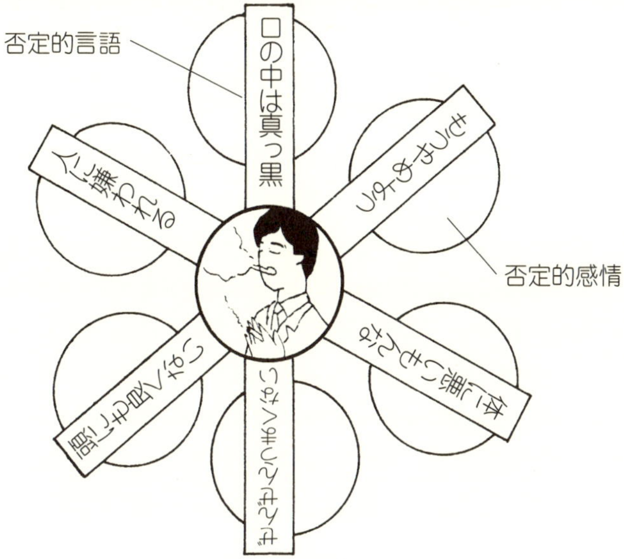

イメージがクリアーに描かれれば描かれるほど、それを否定する言語や感情を付け加えれば付け加えるほど、実現しやすくなる。

……望ましくない想念を考えないようにしよう………

では、すでに作り上げられた望ましくない意志に対して、どのように対処すべきかがつぎのテーマとなる。

意志はいったん作り出されると永久にそこにあり続けるかというと、そんなことは決してない。意志自体は非常に正味期間の短いもので、望ましいことであれ、望ましくないことであれ、ある行為をずーっと続けるためには、継続的に意志を作り続けていく必要がある。そして、望ましい意志の場合、一般にはその行為をやりながら、同時に新たな想念を完成させて意志を補強していくのが、常である。

たとえば、先ほどの掃除や洗濯を考えてみると、いったん意志が作動しはじめて、実際に掃除や洗濯をはじめると、それを行ないながら、「今度はあそこを掃除しよう」だとか「一度漂白剤を使ってみよう」とか考えながら行なうものである。そして、そうした考えごとが完成された想念となってつぎからつぎへと意志を補強していくわけである。

望ましくない想念も基本的には同じメカニズムで補強される。補強されなければ、意志は絶対に存続することはあり得ない。つまり、望ましくないことをやめられないのは、その想念を継続的に完成させて意志を補強しているからなのである。もちろん望ましい場合のように、「つぎに〜しよう」というような創造的な作られ方ではなく、「〜したらどうしよう」「やめたいのにやめられない」「体に良くないことは知っているのに」式の困った思考をして想念を完成させているのである。

だから、本当にやめたいと思うのであれば、ポジティブであるかネガティブであるかはともかく、その行為に関する想念を完成させないことである。すると意志の座にあった古い想念は消えていかざるを得なくなる。
たとえば今、たばこをやめようと思ったとすると、本当にそれをやめようというのであれば、まずたばこを吸うイメージを絶対に心に描かないことである。心に浮かんできたら置き換えの法を使うなり、つかみ返しの法を用いるなりして、イメージそのものが気にならなくなるようにすべきである。つまり、気にならなくなるということは、クリアーなイメージをボケさせることにほかならないからである。
つぎにポジティブであれ、ネガティブであれ、たばこに関する考えごと（言語）はいっさい行なわないことであり、人が吸っているのを見ても、何の感情も抱かないことである。すると新たに喫煙に関する想念が完成されることはない。つまり、古い意志を補強しないのである。もちろん古い意志はしばらくの間は残っているので、何日間はそのまま吸い続けるかもしれないが、そのことにイメージや言語、感情を注ぎ込む必要はない。気にすればまた、想念は完成されて意志を補強するからである。
意志はあくまでも「〜をする」意志であって、「〜をしない」意志というのはありえない。「〜をしない意志」と呼ばれるのは、そのことを行なう意志を作り出していないだけなのだ。

……ネガティブな意志を作らないようにしよう………

このメカニズムがわかると、盗み癖に対し、留置場に入れたり、断煙クラブや断酒会に入ったりするのが、それほど意味のあることではないのがわかる。たとえ行為としてそれらを禁じ、それができないような環境に身を置いても、意志はいくらでも作り上げられるからだ。

逆に断酒会等で、酒は良くないのだという話をコンコンと聞き、それを飲酒のクリアーなイメージに巻き付け「もういやだ」という感情を付けたとすれば、それこそが意志になって、あるとき噴出するかもしれない。

そう言えば、たとえば警察官や学校の先生が犯罪に走ったりするケースなども、この意志のメカニズムがわかると説明できる。人の非を正さなければならない者が、自ら非を行なうというのは一般にモラル上許されないことと思われている。しかし人の行為の非をとがめるというのは、往々その行為そのものをクリアーにイメージし、さまざまな考えごとをし、感情を吹き込む行為である。これはすなわち、自分が非としたその行為そのものを行なう意志を作り上げることになってしまうかもしれない行為なのだ。もし、イメージのクリアーさ、考えごとの多さ、そして感情のぶ厚さがそろうと、これはもう強力な意志にならざるを得ない。そうして、ひたすらまじめにその職務をまっとうしている人ほど、知らず知らずに犯罪者となっていくところに、このメカニズムの恐ろしさがある。

「あんなにまじめな人が」と言うが、まじめにまじめにネガティブな想念を完成させたために、その人が望む望まないにはまったく無関係に、ネガティブな意志の力に後押しされてしまう。「まじめな警察官には注意しろ」ということは、メカニズム的に見ると本当にそう言える！

みんな自分がやりたいこと、なりたいものは山ほどあるはずだ。それを、一つ一つ真剣に意志を作り上げて実行しているうちに、望ましくない意志は補強されることがなくなり、自然と消えていく。だから、本当は望ましくないことを消すことに時間を割くより、より多くの時間を望ましい意志が形成されるように使う方がより本来的であるような気はする。望ましいことをやるのに忙しい人にとって、望ましくないことは自然に消えていき、逆に望ましいことをやるのに忙しくないヒマ人は、望ましくないことを強めていってしまう。やはり、人間ヒマになるとロクなことは考えないのである。

STEP

2 夢の話

……人を引っ張ってくれる「夢」……

さて、この同じ「完成された想念」が将来に向けられると、それは「夢」となる。それは「理想」と言っても「希望」と言っても「目的」と言ってもいい。しかし、「期待」では決してない。「期待」というのは「あぁなればいい」「こうなればいい」と心に淡く描くもので、完成された想念、つまり夢とはなりえないからだ。完成されない想念（つまり期待）が将来にセットされることは決してないのである。

人は、確かに多くの夢をもっている。しかし、その夢は本当に想念が完成された夢になっているのだろうか？　多くの夢は完成されてはいない期待でしかないのではないだろうか？　完成された想念が意志の座にセットされると、その人を後ろから押してその行動に駆り立てるように、夢は完成された想念が夢のスポットにセットされて、その人を前から引っ張る力となる。もちろん夢のスポットとは未来のあるとき、ある場所なのだが、その位置から現在のその人を強力に引っ張るのである。

たとえば明日、何かの集会があって絶対にそれに参加しなければならないとする。そして、その集会がはじまる前には絶対に到着していなければならないようなとき、それに間に合ったという想念を完成させると、その完成された想念は夢のスポットにセットされ、あなたを引っ張る。

もし仮りに、行く途中で渋滞に巻き込まれ、到底時間に間に合わなくなったとしても、夢はその実現に向けてあなたを強力に引っ張る。するとふと思い立って、迂回してみたところ、細く複雑に入り組んだ路地に入り込んで、どこをどう走ったのかさっぱりわからないにしても、最終的に時間通りに着いているのである。

あるいは、車を諦めて途中から地下鉄を利用したとしても、やっぱり同じように間に合うだろう。そして、後でよく考えてみると、別の場所から地下鉄に乗るのではなく、まさにその場所から乗らなければ、絶対に間に合わなかったことに気づくのである。

これをある人は、神の導きだとか、守護霊のお陰、あるいはインスピレーションとか呼んでいるが、そのようなマカ不思議なものではなく、夢がその実現のためにあなたを最短距離で引っ張っただけのことである（これそのものも、かなり、いや相当マカ不思議ですが）。

……夢の描ける人、描けない人……………………………

小さいときから「何かになるぞ」という夢を描いていて、それを実現させた人は多い。そして、その誰もがその実現の過程できっかけを作ってくれたり、援助を与えてくれた人たちや、何らかの出来事の「お陰だ」と言う。しかし、実際のところ夢のスポットにセットされた想念（夢）自身がその人を引っ張って、もっともスムーズにその夢を完成するように、さまざまな人に出会わせ、いろいろな出来事に遭遇させ、いろいろな場所に行かせたりするのである。その間、そのことが実現するまでには、必ず紆余曲折があるだろうが、後で考えてみると、それがもっとも短い道のりであったことに気づくはずだ。

この夢も同じく完成された想念の結果である。もし、それが力強い、つまり「クリアーなイメージ、多くの言語、充分な感情」でできた想念であれば、強力にあなたを引っ張るだろうが、それが弱々しい夢であれば、引っ張る力もまた弱い。そのため力強い夢は非常に短期間のうちに実現するのに対し、弱々しい夢は非常に長い時間を要してしまう。それはひとえに想念の力強さ、完璧さそのものに起因することなのだ。

良くも悪くも、人はこの夢を使いながら生きている。小さい頃から社長になると夢を描いた者は本当に社長になり、お嫁さんになると思った者は家庭の主婦になる（従業員２～３人の会社の社長か、大会社の社長かはともかく、姉さん女房か、子連れの中年との結婚かはともかくである）。

逆にこの夢を描かなかった者は、決してそのようにはなれない。「まぁ、あの会社に入社して、うまく行けばゆくゆくは社長になれるかもしれない」と期待しても、その会社に入社することはできたとしても、絶対に社長になることはない。たんなる期待だけでは、決して夢として引っ張る力にはならないからである。

ちなみに最近、結婚しない（できない）女性が増えている。ひとむかし前、女の子の遊びはママゴト遊びと決まっていた。お人形の赤ちゃんにミルクを飲ませ、土でできたダンゴを晩ごはんに見立てて、お父さん役の男の子を会社に送り、家に迎えていた。この遊びが崩壊したとき、女の子の中の「お嫁さんになる」という夢が消えてなくなった。何事であれ、夢を描かなければ、それが実現するわけがない。というわけで、結婚できない（しない）女性が増えてきたのである（もちろん小さい頃から結婚の夢を描いていた女性は、ちゃんと結婚していますが）。

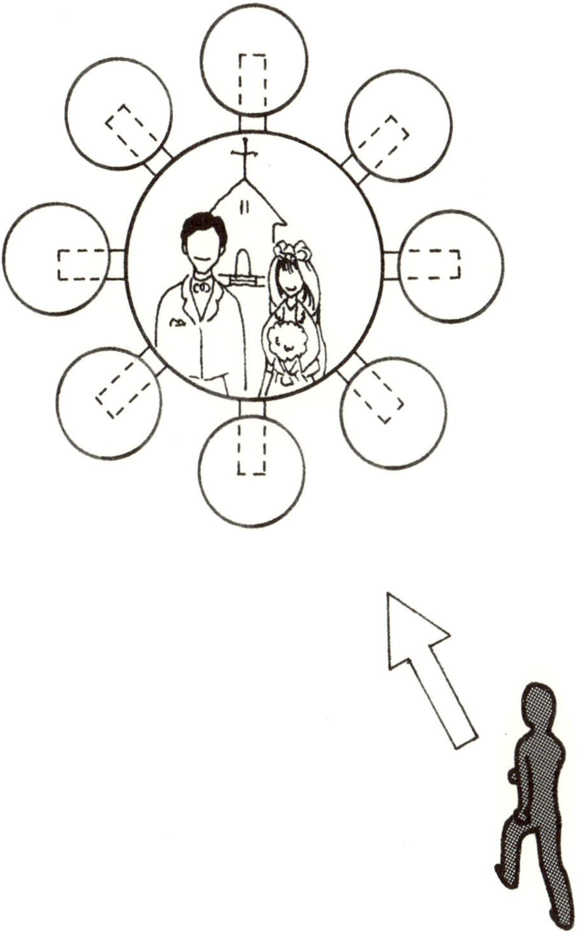

完成された夢は、将来のあるスポットから
強力にあなたを引っ張ってくれる。

このような例は、わたしたちのまわりにいやというほどある。

借金を抱え、負債の返済を工面する社長が、いろいろな金融機関に援助を求めても、全部断わられ倒産したのを、現象面から見るともうすこしガンバッテお金の工面に走っていれば何とかなったかもしれないと思えるかもしれない。しかし、これを夢から見るとまったく異なってくる。

この社長は「倒産するかもしれない、倒産したらどうしよう」と心に強く思ったのだろう。つまり、倒産するという夢想念を描いたのである。いったんできあがった倒産するという夢想念は、確実にその人を倒産に向けて引っ張る。そこでどんなに現実的に東奔西走しても、それらはすべて、倒産する方向で働いてしまうのだ。つまり、現実では会社を倒産から救おうとガンバッテいる当の社長本人が倒産という夢想念を描いて、会社を倒産に導いているのである。このようなとき、本来なら融資してくれるはずの金融機関も、倒産するという夢が融資できないように働いて、結果的に倒産という夢を実現させてしまうのである。

このとき、もしこの社長が融資してくれなかった銀行を恨むのであれば、前書で述べたように、それが自分に返ってくるメカニズムが働いて、必ず病気になるだろう。ところが、もしこの社長にピンチを絶対に抜けられるという想念が完成し、夢のスポットにセットできたとするとどうなるだろう。おそらくは、この夢が完成した後に行った一件目で、すぐに融資の話がまとまるに違いない。それは現実にはどんなに再建不能に見えようとも、そうなるのである（もちろん一件目でないかもしれないし、銀行でないかもしれない。それは、夢自身が判断し、もっとも適当なところに引っ張ってくれる）。

このように夢は、本質的に将来の人生のある部分で、それを実現させるエネルギーなのだが、それはポジティブにもネガティブにも働く。それは意志とまったく同じようなメカニズムである。

……夢が実現してしまうとつぎに虚しさが……………

では、描かれた夢が実現するとどうなるだろう？

当然ながら完成された想念が実現したわけだから、その時点で夢の引っ張る力はなくなる。つまりその時点で、もしその人に新たな夢が描かれないと、その人はどこにも進んではいかなくなってしまう。もちろん意志の力があれば、後ろから押されて、その人はある行動に駆り立てられるだろうが、どこへ行くあてもないまま行動に駆り立てられるわけだから、あっちへ行ってはつまづき、こっちへ行ってはうろたえと、その行動自体まったく一貫性がなく、落ち着きのないものになっていくだろう。

このとき、人は言いようのない虚無感に包まれてしまう。つまり、何をすればいいかわからない、どこへ行けばいいかわからない状態である。「自分は何者で、何のために生まれてきたのだろう」というような疑問に悩まされるのも、このようなときだ。

大学入試に受かるという夢が実現した後に訪れる五月病も、新婚旅行から帰ってきて呆然とする新婦も、マイホームが完成して、虚脱感に悩まされるサラリーマンも、すべては一つの夢が完成した後に、夢という方向性をなくしてしまった者たちの悲しみなのだ。

わたしたち人間は、夢が前から引っ張り、意志が後ろから押して、ある一つの方向に向かっているときに、最高に充実感を感じるもので、夢が実現してしまった瞬間に、その充実感を失ってしまう。

ちょうど独楽が、そのスピードを失って次第によろめきだし、遂には転んでしまう感じによく似ている。完成された想念が意志の座にセットされ、自分の将来の実現に関するものは夢のスポットにセットされ、その二つの押す力と引く力で、人間は人生という荒波を乗り切っていくのだろう。この意味からすると、「人間とは永遠に夢を見続けるために生まれてきた意識である」と定義づけることができる。

……新しい夢を描こう……

だから、大いなる虚しさや、虚無感、虚脱感、これを克服する手はただ一つしかない。新たな夢を描くことである。

高校生が大学合格という夢を描いたように、少女が結婚を夢見たように、今の自分はできないけれど、将来必ずそうなりたいという夢を描くしか、この虚しさに対処する方法はない。それは決して、「あの服が買いたい」とか「あの車に乗りたい」といった、それほど努力しなくても得られる夢ではなく、努力しなければ得られない夢である。

その点からすると、男性社会の現在では、男性の方が夢を描きやすいかもしれない。毎日毎日変化していく仕事の現場の中で、「こうなりたい、こうしたい」というのは仕事そのものと密接に関係してくるからだ。

ところが、結婚を夢見ていた女性が結婚すると、それから先の夢は、意識して描かないかぎり、非常に描きにくいのは、今のところ確かである。夢を描かなくても、日常の生活は支障なく行なわれ、ダンナがそれなりにサポートしてくれるのであれば、それ以上の夢は必要ないように思われるからだ。さらに共に結婚を夢みたダンナも、その夢が実現すると、仕事上の新たな夢に向かって走り出す。すると家庭を顧みる余裕もなくなるだろう。結婚前はあんなに優しかったあの人も、結婚した途端、自分には見向きもしなくなる。家

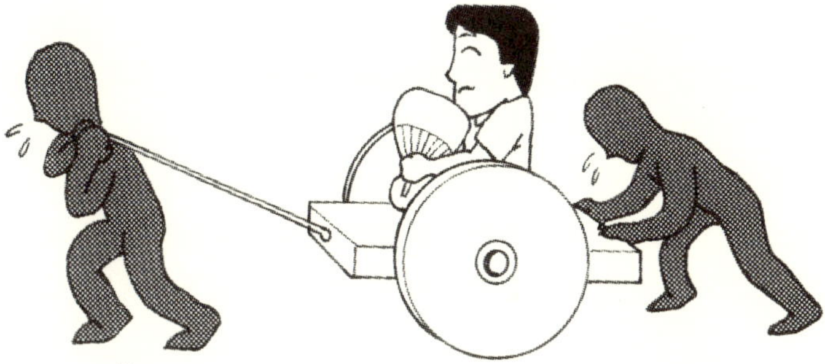

「夢」が前から引っ張り、「意志」が後ろから押して、ある一つの方向に向かっているときに、人は最高に充実感を感じる。

のことなど、ちっともかまってくれない。それどころか、家に帰ってこない日があったりする、といった現実が新たに夢を作り損ねた主婦を襲うことになる。

よくよく考えると、大学入試に受かった受験生が、その夢が実現してしまって、つぎの夢が描かれないうちに、大学の講義を受け、大学のシステムや講義の内容すべてに失望する、というのと同じメカニズムなのだ。しかし、それは決してダンナが悪いわけでも、大学が悪いわけでもない。新たな夢を描けなかった本人が悪いのである。

何も夢を仕事に限定する必要はない。趣味というのも、すばらしい夢が描けるフィールドだ。家庭菜園や花壇、絵画や音楽。それは決して気晴らしで、気紛れでやるのではなく、しっかりと想念を完成させたのであれば、美しい夢である。あるいは何らかの資格をとる。今できないこと、今わからないことを勉強してできるようになる、わかるようになる。あるいは少し精神的に忍耐力や寛容力を養うのも立派な夢である。

STEP 3 祈りの話

……わたしたちは本当に祈っているのだろうか？……

「どこに行くのかはっきりわかっている者は、どの道を進んでも必ずそこに行き着くものだが、どこに行くのかはっきりわかっていなければ、どの道を行ってもどこへも行き着かない」というようなことをある外国の政治家さんが言ったそうだが、意志と夢の相互作用の妙を言いあらわしたものとして興味深い。

さて、この完成された想念が、自分に関してのものであるかぎり、それはその性質にしたがって自動的に意志の座か夢のスポットに振り分けられるのだが、これが他人に関してとなると、まったく異なるメカニズムで働く。それが「祈り」である。

祈りは同じ想念の完成であっても、意志や夢のように自分を引っ張ったり押したりする力ではなく、あくまでも第三者を引っ張ったり押したりする力である。そう考えると、自分の健康や成功を祈るのは、本当は祈りでも何でもなく、たんなる夢や意志にすぎない。その意味でわたしたちは本当に祈っているのだろうか？

今まで述べてきたように、人間は自らの意志と夢を結ぶ直線上を、あるスピードをもって進む。これが人生を渡っていくことになるのだが、本質的にこの過程は非常に個人的なものだ。けれども、そこにもし誰かの祈りが働くと、このスピードが増強される。つまり、このある個人の進んでいる方向にスピードを加速してやるのが「祈り」である、とわたしたちは考えているのである。

が、そのためには、その個人の進んでいる方向性とまったく同じものという大前提を踏まえていなければならない。もし、その個人の進んでいる（あるいは進もうとしている）方向と違った想念であるとすると、せっかく本人は意志から夢へ向けて最短距離で進んでいるのに、それを妨害することになってしまう。そうなるとこれは祈りではなく「呪い」である。

……祈りと呪い……………………………………………

たとえば、最初のところで例にあげた、ヨチヨチ歩きの子が危ないところを歩いていて、「転ぶ、転ぶ」と心配するのは、親心からであったとはいえ、まちがいなく呪いだし、部下に仕事を任せて「うまくいかないんじゃないだろうか」と気に病むのも確実に呪いである。

小さなことをあげていけば本当にきりがない。が、およそ他人の事を心配するのはすべて「呪い」なのである。もちろん本人は良かれと思って心配するのだろうが、その想念が完成されると、意志と夢によって順調に進んでいる人をぐらつかせてしまうことになる。あるいは先の例のように、子どもが野球をやりたいと意志と夢を完成させているのに柔道をやらせようとするのも、その意味からするとまちがいなく呪いである。

つまり、およそ考えうるかぎりの干渉というのは、すべてたとえ善意から発していたとしても、まちがいなく「祈り」ではなく、「呪い」になってしまうのだ。

では、たとえば強盗になるという想念を完成させ、夢と意志でそちらに進んでいる者に対して、そうならないようにするのは呪いか

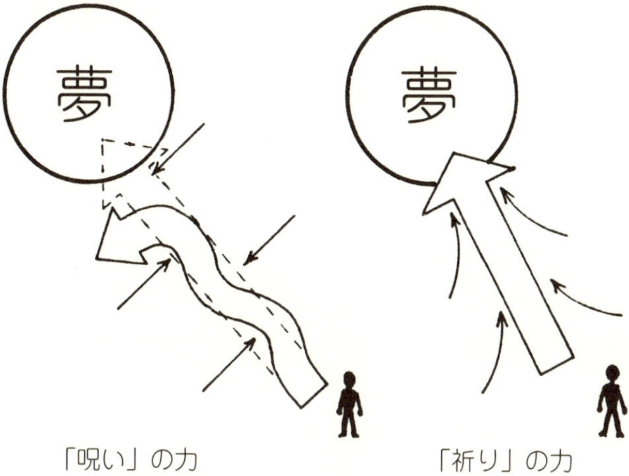

個人の進んでいる方向にスピードを加速してやるのが「祈り」で、その方向を妨害するのが「呪い」。

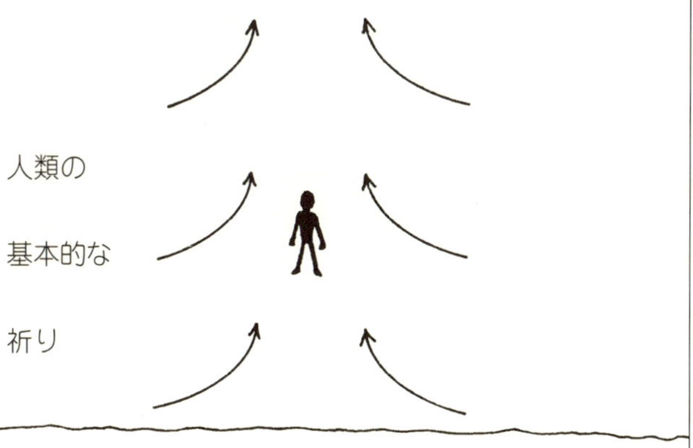

全人類のテーマである「想念の川」から這い上がる方向を加速するのが、基本的な「祈り」だ。

となるが、これには別の尺度が必要となる。

人は想念の川に沈み込んでいる。そして、その川から這い上がるというのが、全人類のテーマ、全人類の夢だった。基本的に祈りというのは、この全人類の夢を加速するためのものであって、決して人々をより底の方へと沈めてしまう力ではない。強盗になると意志し、夢を描くというのは、より底の方へ沈んでいこうという力となる。だから、それを加速するのは、この尺度からすると呪いになるわけだ。

「子どもが勉強しないで困っています。テレビばかり見て家の用事は何もしません。親に反抗ばかりします、何とかして下さい」　こうした相談はどこに行っても聞かれる。しかし、より大局的に見て、子どもが勉強しないこと、テレビばかり見て家の用事をしないこと、親に反抗することは、果たして本来の意味で意識の位置を下げること、つまり想念の川の底の方に沈んでいくことなのだろうか？

基本的に子どもたちは、自分なりの方法で何とか意識の位置を上げようと努力している。わざわざ下に沈もうとする子どもなんているわけがない。幼稚園児で将来、大悪党になろうと夢見ているものがいないようにである。ただその上昇の仕方が親の目から見ると、沈んでいくように見えてしまうだけなのである。

子ども自体の意志と夢は、どのような場合も、その子どもの意識の位置を引き上げる方向に働くものだ。しかし、それは親の望む方向とはまったく異なるかもしれない。それで子どもが悪い方に進んでいると思うのは大まちがいで、多くの場合、子どもたちは自分なりに正しい方向（上昇）に向かっているのである。

それを否定したときに起こるのが「反抗」なのだが、それは裏を返せば反抗されるくらい、その子の方向性に圧力をかけたという証拠でもあるのだ。それは具体的に働きかけがあるかどうか以上に、

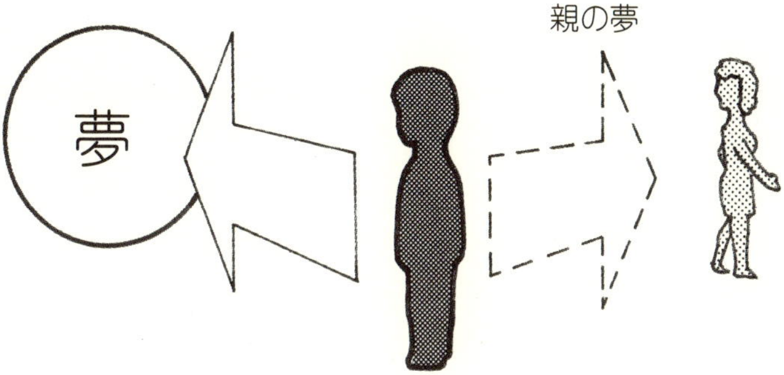

子どもの夢が親と異なる場合、親の目から見ると、子どもはまちがった方向（下降方向）に沈んでいくように見えてしまう。

親が子どもの進む方向と違った想念（つまり呪い）を描くかどうかが大きなポイントだ。残念ながら親は、なかなか子どもを信じきれていないためにさまざまな問題が起こるのである。

……「信頼すること」こそ本当の祈り……………………

これは何も親がその子の上昇を信じられないというだけの問題ではなく、全人類が抱いている不信感と言っても差し支えないくらい根の深いものだ。

誰だって人はその人なりの方法で、想念の川の深みから、意志と夢を使って抜け出ようとしている。それは他人が望む方向ではないかもしれないが、確実に上昇しようとしている。ところが人というのは、自分が正しいと思うやり方（夢や意志）以外に上昇する方法はないと考えてしまう。自分のやり方を押しつける上司にしろ、人の批判ばかりする人も、けっきょく相手の上昇がまったく信じられないためにそうなってしまうのである。

シャカは人々を導くに当たって、弟子たちにこの不信感を強く戒めている。俗に仏・法・僧への帰依は、想念の川から這い上がった者（仏）がいることに対する信頼、この世のすべての出来事の裏には、それを司どっているメカニズム（法）があることに対する信頼、そして学ぶ者（僧）はみな自分なりに上昇していることに対する信頼で、この信頼なくしては、人はその想念を容易に呪いに作り変えてしまう。そこでこれをシャカはまず第一の教え（戒め）としたわけである。

もちろんこの「人はすべて上昇しているのだ」というのは、決して直線的な上昇ではない。時にはより深く沈んだりということもあるだろうが、それでも最終的には必ず上昇することに対する信頼である。

それはちょうど歩きはじめた子どもがヨタヨタとして、何度も転びはするが、親は決してその子が将来にわたって歩くことができないかもしれないとは思わず、いつか必ず歩けるようになり、走れるように、跳べるようになると信頼しているだろう。そのような信頼である。あるいは何か重大な商談を部下に任せたとする。ひょっとするとその部下はこの商談ではうまくいかないかもしれないが、しかし、いつかきっとうまく商談をまとめられるようになるという信頼である。

……多くの宗教が全人類に対する信頼を失っている…

そう考えてみると、人間はまだまだ人を信頼するという力に慣れてはいない。実はこの信頼こそが本当の意味での祈りなのだが、信頼のない祈りは、本質的には呪い以外の何ものでもない。つまり、人類はいまだ真の意味で祈れるようにはなっていないと言っても過言ではない。

確かに多くの宗教は祈る。それは本来的には想念の川から這い上がるという人類全体の夢を加速するために祈るのであって、もしも教団の発展や個人の幸せを祈るのであれば、それは夢であったり意志であったりはしても、祈りからはほど遠いものである。さらに人はそれぞれのやり方で上昇しようとしているのに、それを信じきれない者の祈りは呪いでしかない。

イエスは「汝の敵のために祈れ」と言った。それは敵でさえも、想念の川の深みから抜け出ようとしている姿を認め、必ずその人なりの方法で上昇しようとしていることに対する絶対的な信頼があるからこそできる祈りであって、敵対するものが自分と同じようにクリスチャンになったり仏教徒になったりするというような呪いではないのである。

その意味で確かに今の多くの宗教は病んでいる。それは端的に言って全人類に対する信頼を失っているということである。この信頼なくして、宗教、つまり想念の川から這い上がる道を決して説くことはできない。

信頼はどのように紆余曲折しても、調和を生み、平和を生み、繁栄をもたらす。これが俗にクリスチャンの言う神の栄光だが、いくら神の栄光を説いても人々に対する信頼がなければ、そこには対立が生まれ、呪いが生まれ、遂には想念の川の深みに引きずり込まれてしまうだろう。

昨今の世界情勢を見ても、そのことは端的に見てとることができる。それは何教だから悪い、何宗だから悪いのではなく、人類がお互いに人は必ず上昇するものだという絶対的な信頼を忘れてしまったために起こることなのだ。

わたしたちは、個人は何教、何宗であってもいいと思う。けれども、人類が必ずこの想念の川の深みから、一人一人その人自身のやり方で、必ず抜け出すことに対する絶対の信頼を失ってはいけないと思う。もちろんそれは宗教とはまったく縁のない人だって、そうだ。

……呪いは自分に返ってくる……………………………

そして、呪いという行為は、呪う人の意識を想念の川の深みに引きずり込むように働く。

むかしから「人を呪わば穴二つ」と言われる。これは呪い殺した人の墓が一つと、呪った自分の墓が一つという意味だが、実際には

「人を呪うとその反動が同じ形で返ってくる」というような単純なものではない。そうではなく、他人の「意志－夢」の方向を干渉しようとする想念（呪い）は、その想念自体、今のその人の意識の位置より下のものであるため、それをつかまえることはとりもなおさず、その人の意識の位置を下に下げることになってしまうからである。

もうおわかりのように、想念の川の底の方というのはネガティブなものしか流れないネガティブ・ゾーンである。そこに沈んでしまうとさまざまなネガティブ想念を完成させるだろう。呪うというネガティブ想念で自分の墓穴を掘るのであって、人を呪った反動で、ということでは厳密にはない。

ちなみにたとえば本当に呪いをかけたとすると、その完成された想念のイメージは非常にたやすく相手のイメージから自分のイメージに変換しやすいもので、相手のイメージを描き、言語と感情を付け加えて呪いを完成させると、その相手のイメージだけが、すっぽりと自分のイメージに置き換わって、自分にもその同じ呪いをかけてしまうためにそういうことになるのである。それは、相手を呪う想念も自分が同じようにやられるという想念も同じ高さを流れるため、意識がそこに留まっているかぎり、つまり他人を呪っているかぎり、同じように自分も呪ってしまうというメカニズムが働くのである。

この、どのようなものであれ呪いがなされるときには、意識の位置は必ず下に下がっているというのは、ちょっと理解しにくいかもしれないが、たとえば自分の子どもに「ああしろ、こうしろ」と言う教育ママ（今は死語になってしまいましたが）にさまざまな不幸が襲ってきたり、部下を自分の命令通りに動かそうとする上司に、肉体的な支障も含めていろいろな障害が絶えないというのを見てもわかる。第一、そうした母親や上司は命令される子どもや部下よりも数段暗い、あるいは陰険な、あるいは殺伐とした顔をしているものである（ちなみにその人の顔の表情や雰囲気というのは、確実にその人の意識の位置を示すものです）。

逆に言えば誰かのことを思って「こうなればいい、ああなればいい」という想念を完成させたとき、もしも心の中にネガティブな想念が湧いてきたとすれば、その思いは呪いだったのであり、逆にポジティブな想念しか出てこないのであれば、それは祈りだったという見分け方もできる。

……今人類に求められているのは信頼……………………

ここでもう一度考えてもらいたい。子どもや部下が、自分の思い描いた通りに現実のスクリーンに実現した姿であらわれるかもしれない。しかし、それが呪いであれば、自分の意識は確実に下降しているのだし、子どもや部下も自らの「意志－夢」に反しているわけだから、上昇はしていない（多くの場合、下降している）。

とすれば、現実のスクリーンには自分の望むものがあらわれたとしても、その実現のためにそれに関わったすべての人が想念の川の深みに入り込むことになるわけで、これはまさしく呪い以外の何ものでもない。

人は考える（想念を作り出す）存在であるとすると、人は正しく呪いの呪縛にかかっていると考えて差し支えない。他人のために何かを思うというのは、絶対的な信頼を基礎にした祈り以外はすべて呪いである。するとまず第一に、人に対する信頼――たとえ一時的に悪くなることがあっても、必ず良くなる。つまり想念の川の深みに一時的に飲み込まれても必ずそこから抜け出して、高みに上るという信頼こそが、今人類に求められているのではないだろうか。

LESSON 5

さらなる心のステップのために

STEP 1 やっかいな「欲望」をどうするか

……「欲望」とは何か……

人間にはもう一つ実に厄介なものがある。それが「欲望」だ。「欲望」も想念の川を流れるものなのだが、ふつうの想念がいまだ完成されていないものだったのに対し、この欲望はほとんど完成している想念だ。しかも、ふつうの想念がそれ自体、それほど動きをともなわず、川の流れに乗っかってやってくる魚のようなものだったのに対し、この欲望という想念は、「イメージの核、言語の枝、感情の花（この場合、花というよりは刺《とげ》と言うほうが当たっているような気がするが)」という構造が猛スピードで回転しているのである。

これが意識の網に引っかかると、その回転で意識のエネルギーを自動的に引きつけ、自らがその想念を完成させて、現実のスクリーンに跳び出していくのである。つまり、欲望は欲望自体が自身を完成させて、現実のスクリーンに出ていこうとするのだ。

この欲望自体のもつ回転のために、それが現実のスクリーンに出る道筋は、意志と同じルートで、脳から背骨にかけて流れていく。いったんこの欲望が意識からエネルギーを引っ張りだして、完成されるやいなや、欲望は急速に脳の中の意識の座に流れ、背骨に下って、突き動かすような衝動となって、これもまた意志と同じようにその行動へと押し出すのである。

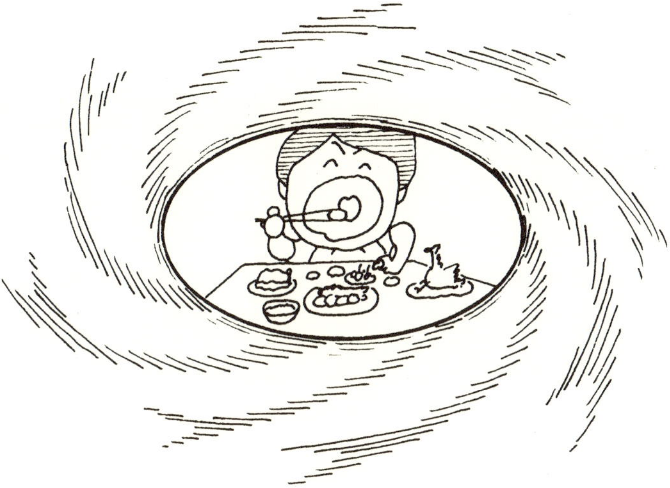

「欲望は猛烈な勢いで回転する想念」
それ自体が意志をもったもののようにエネルギー
を引きつけ、現実のスクリーンに跳び出していく。

……突発的、衝動的な欲望……………………………………

では、意志と欲望はどのような違いがあるのだろう？　それは外観的にはスピードの違いにある。意志は、現実のスクリーン上に発揮できる場面が訪れたとき、その人を意図した行動へと押し出す。そのあらわれ方は、スクリーン上のことの展開に対して非常にスムーズな、滑らかなあらわれ方をする。これに対して欲望は、現実のスクリーン上のことの展開とは無関係に人を押しやろうとする。そして多くの場合、その欲望に押し出された人はせわしない動き方をする。

たとえば、一仕事終えた年配の方がゆったりとたばこを吸っているのと、高校生等が道で、人にこれみよがしに吸っているのでは、前者の動きが非常にその場面に適合して、しかもゆったりした感じを与えるものなのに、後者では場面にそぐわないばかりか、どこかソワソワして落ち着きがないものである（もちろん高校生の中にも、欲望ではなく意志でたばこを吸う者もいる。そうした者は、見ていてその場面に実にマッチした吸い方をし、落ち着いて楽しんでいるものである）。

このように、欲望は完成されたらすぐに意志の座から背骨を駆け抜け、強い衝動をもたらし、意志の座を通って背骨に直接流れ、それ自体のエネルギーで人を押すのである。

しかもそのあらわれ方は、現実のスクリーンの展開とはまったく無関係に突発的であり、非常に衝動的である。たとえば、子どもがオモチャ売場の前を通りかかったとき、ふだんは欲しがらないようなオモチャをもって、「買って、買って」とせがんだりする。これは、その欲望を意識がとらえてしまったために起きる現象だが、そうした子どもを見ているとおもしろい。「買って、買って、今すぐ買って」である。

このように、欲望の特徴は前後の脈絡のない「今すぐ」なのである。さらにおもしろいのは、そのオモチャを実際に買ってやると、子どもはほんの10分くらい遊んだかと思うと、もう見向きもしなくなってしまう。これは欲望は欲望自身を自ら実現させると、ふたたび想念の川に戻っていって、あとには何のエネルギーも残さないためだが、もし、意志であれば、その意志があり続けるかぎり、子どもはそのオモチャで遊び続けるだろう。

さらに子どもでは欲望によって買ったオモチャはしばらくすると、それを買ったことも、それがあるということも、忘れてしまうのである。それはその子を突き動かしたものが、オモチャで遊びたいという意志ではなく、そのオモチャを買いたいという欲望だったため、買った瞬間にその欲望は充足し、消えていってしまうためなのだ。

実は本書の最初のところで述べた、主婦（主夫かもしれませんが）の衝動買いのメカニズムもまったく同じだ。そして、子どものオモチャの場合とまったく同じく、買った瞬間にその欲望は目的を果たすため、後で何でこんなもの買ったんだろうと不思議に思ってしまうのだ。

……わたしたちは欲望に無防備……

子どもにかぎらず多くの人々の意識は、この欲望に対していまだまったく無防備な状態にある。まず、この欲望が人生において支障となるという認識ができ上がっていない。

人をもっとも安定させ、充実させ、健康や幸福を与えるのは、意志と夢のラインに沿って着実に進んでいるときである。ところが欲望は、現実のスクリーンの状況とはまったく無関係にあらわれ、その進んでいる方向性を乱すものとして働く。

それは先に述べた呪いのように、人のもっとも安定した動き(「意志ー夢」への動き)を一時的であれ、ぐらつかせてしまうからである。そして、その欲望に駆り立てられて行動したとすると、後には大いなる虚しさだけが残るのである。それは意志の押し出す先に夢があるのに対し、欲望の押し出す先には何もないからである。

人が夢の実現の後に虚しさを感じるのは、その先に夢がないからだと言ったが、確かに夢のある人間が欲望に身を任せたとすると、とてつもない虚しさに襲われる。が、夢のない人間ではこうはならない。それはちょうど子どもが欲望に流され、日々を送っても決して虚しくならないのと同じである。つまり、人は夢に向かっているときに充実感を感じ、それゆえにそれから逸れたときに虚しさを感じるのであって、夢のない人はその充実感がない分、欲望に流されても虚しさを感じないものなのである。

ここで人類は大きく二つに分かれてくる。すなわち夢のある人間と、夢のない人間だ。夢のある人間はその夢の引っ張る方向性ゆえに欲望の虚しさを知るが、夢のない人間はその引っ張る方向性の欠如のゆえに欲望の虚しさがわからないのである。そして夢のある人間は、必ず一歩づつであれ、想念の川から抜け出す方向へと向かうのに対し、夢のない人間は想念のネガティブ・ゾーン、ポジティブ・ゾーンを欲望や意志のままに浮いたり沈んだりを繰り返すのである。

……欲望への対処法1＝ガマン……………………………

では、いったん欲望というものが自分の夢の実現に向けてはやっ

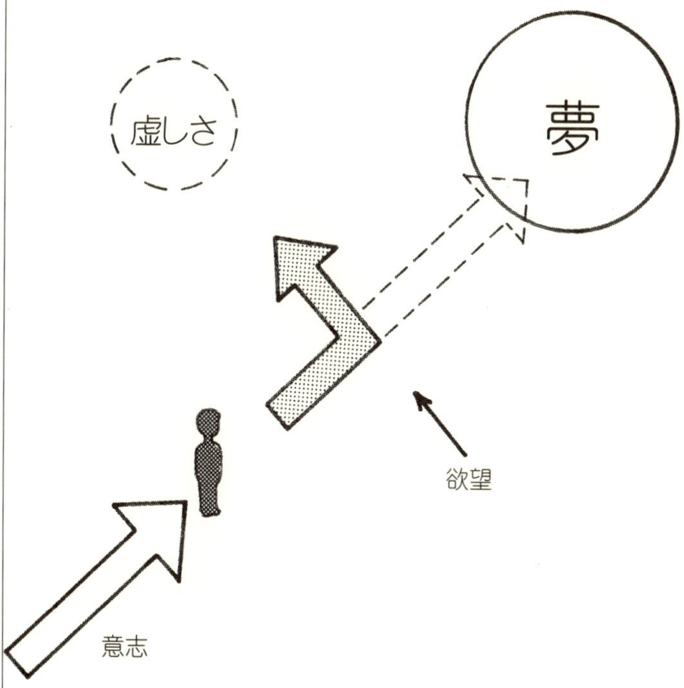

意志の押し出す先には夢があるのに対し、
欲望に駆り立てられて行動しても、その先
には大いなる虚しさが残るだけだ。

かいなものであると理解できた人は、この欲望にどのように対処するかを考えなければならない。古い教えに「欲望は意識を殺すものである。この意識を殺す欲望を殺せ」というのがある。どうやって殺すのだろう？

一つの方法は「我慢」である。これは古くからとられてきた基本中の基本の技で、忍耐とか忍辱とか呼ばれているものである。完成された欲望は背骨を流れ、ある衝動としてその人を突き動かそうとする。それをぐっと我慢するのだ。

もともと欲望はその回転のスピードゆえに欲望たりえているのであって、もしそれが衝動となって、つまり背骨に流れてその人を押し動かそうとしても、それをぐっと我慢すると、その急速な回転運動は次第に衰えてくる。ある程度衰えると、それは意志と同じように、現実のスクリーンの映像の中で、もっともフィットした形であらわすことができるようになる。

たとえば、「腹が減った、飯を食いたい」という欲望は、もしそのままのスピードで実現したとすると、やたらめったら食いまくってしまうことになるだろう。それをちょっと我慢したとすると、欲望の回転運動は衰えて、飯を食うという衝動は緩やかなものになっているに違いない。すると、食いまくることなどなく、適度に食べて満足する。

古くから忍耐が説かれ、我慢することが美徳だと考えられていたのは、何も現実のスクリーンにあらわれる不本意なことに耐えろということではなく、「自らの欲望に耐えろ」ということだったのである。

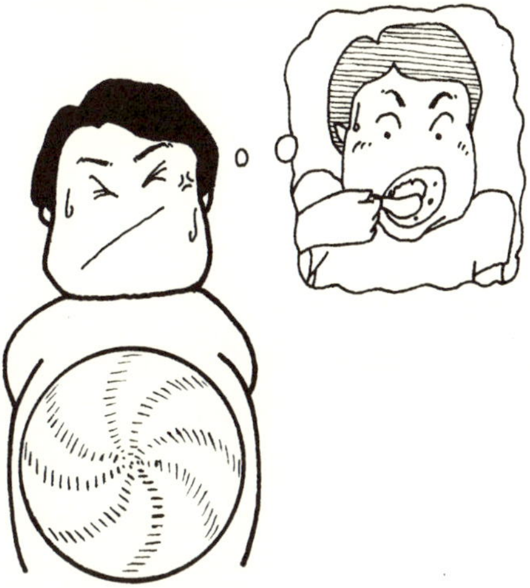

欲望は、速い速度で回転している。

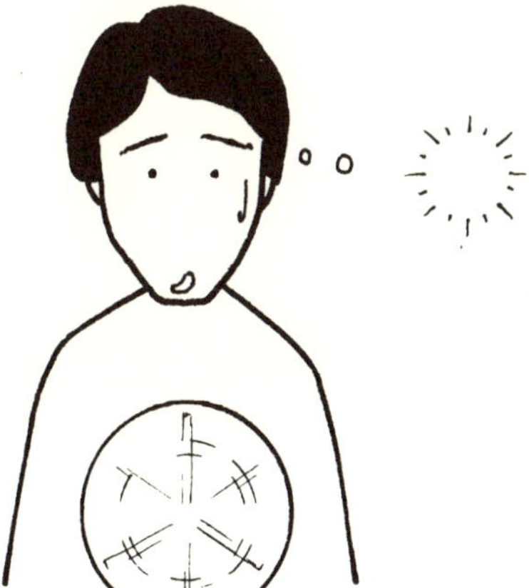

回転をやめ、イメージ・言語・感情に分解されると、衝動がきえてしまう。

欲望は我慢しているとしだいに回転を弱め、ふつうの想念と同じようなものになる。

……夢を描けている人だけが我慢できる………………

が、ここでもう一度はっきりさせなければいけないのは、この耐えるという訓練は、夢が描けている人だけにしか意味をなさないものだということである。夢の描けていない人は、欲望に耐えられるはずがない。なぜなら、欲望という急速に回転する円盤ノコギリのようなエネルギーが背骨に流れてきて、それを行動として出してしまうのではなく、背骨に留めたままその回転が衰えるまでぐっと我慢するのであるから、自らの心はそれこそ血まみれになってしまう。そんなことは夢のない人間に我慢できるわけがない。逆に夢のある人ではそのつらさなど、欲望に動かされてしまった後の虚しさに比べれば、数倍楽なことを知っているから我慢できるのだ。

そして、もし欲望に耐える意志がセットされていれば、欲望が切り刻んだ傷口を治すべく、意志が無限のエネルギーから必要なエネルギーを引き出して、傷口を実にわずかの間に治してしまうものなのだ。一方、意志と夢のない人間は、欲望を我慢することによって、傷つけられた部分を治す処置ができないために、欲望に走ることの方が、自らを傷つけない方法となってしまうのである。

とすれば、最初から意志や夢を描かずに欲望のままに動いていくという生き方が、苦しみということからすると、もっとも楽な生き方のように思えるかもしれない。思春期を迎えた多くの若者が一度は引かれる、とってみる態度だ。しかし、その個人からどんなに意志や夢を除いても、人類全体の夢と人類全体の祈りは常にそこにある。すなわち想念の川から這い上がるという夢や祈りである。そして、人はその流れを内に感じて、ふたたび夢や意志を強く心に描くものなのである。

……欲望への対処法2＝「満たされゾーン」………………

では、我慢する以外にこの欲望に対する方策はないのだろうか？もともと欲望という渦は、ふつうの想念が、それに相応しいある一定の高さでしか流れないのに対し、上下のレベルをかなり自由に変えながら動くという性質をもっている。つまり、ネガティブ・ゾーン、ポジティブ・ゾーンに関係なく、上下に変化しながら動き回るのである。が、この欲望が入れないゾーンがある。それが「すべてが満たされている」というゾーン、「平安」というゾーンで、この中に入ってしまうのが、欲望に対する効果的な対処の仕方だと言える。

先にも言ったように、人類全体の夢は想念の川から這い上がることである。とすると欲望に対するもっとも適切な対処の仕方は、この上部ゾーンに上がっていくという方法になる。いくら我慢が上手になっても、どのような欲望に対しても耐えうる精神力がついたとしても、人類の悲願である川から這い上がるために、一歩でも上昇しなかったとすると、人類の夢に対して背くことになってしまうだろう。

シャカが「苦行は悟りの因ならず」と言ったのは正しくこの意味においてである。当時インドでは、欲望に対する耐性をつけるためにさまざまな苦行を修行者に課していた。それはそうした苦行は欲望に対する耐性をつけるためのものであるという本来の意味が見失われ、苦行をすることが意識を引き上げることであり、苦行の末には必ず想念の川から這い上がれると信じられていたからだ。しかし、いくら苦行をやって、欲望に対する耐性がついたとしても、意識の位置が実際的に上がっていなければ、それは何の役にも立たない。

逆に苦行はいっさいやらなくても、意識の位置が「満足」や「平安」の位置に上昇すれば、欲望は決してその中にまで入ってこない。これこそが、悟り（川からの這い上がり）にいたる近道だと説いたわけである。

……「漸禅」と「頓禅」……

満たされたときの記憶というのは誰にでもあるだろう。そのときのことをよく考えてみると、そこには「満たされている」という感覚以外の何ものもない、そういうときが必ず一度や二度はあったはずだ。そして、そのようなとき、人の心の中には欲望は侵入し得ない。つまり、「満たされゾーン」に入ったからだ。が、残念ながら人は、1分や2分、あるいは1時間か2時間、「満たされゾーン」に留まることができても、それをキープすることができない。

すると、想念の川のどん底にいる人でも、一瞬にして、この「満たされゾーン」に入ることができれば、何もややこしい修行をしなくても、そこに入ってキープする練習をすれば、川から這い出しやすい位置を確保したことになる。

中国の禅は大きく分けて、「漸禅」（一歩一歩上がっていく禅）と「頓禅」（急激に上がる禅）の二つに分かれるが、一つ一つの意識の前にやってくる想念や欲望に対処しようという漸禅に対し、想念はともかく、まず満たされているという絶対的な感情を自らの内に作り出し、「満たされゾーン」に入ってしまおうというのが頓禅の特徴である。当然ながら、その「満たされゾーン」に入って、それをキープするというのには、訓練がいる。しかし、個々の想念や欲望に対処して上昇するのにくらべ、はるかに速い上昇であるのはまちがいない。

……ポジティブ・ゾーンでも欠乏感はある………………

では、この「満たされゾーン」に入った意識をいかにキープするかだが、その前になぜ欲望という渦はこの「満たされゾーン」には入ってこないのだろう？

想念の川のゾーンは、下から「ネガティブ・ゾーン」「ポジティブ・ゾーン」「満たされゾーン」「平安ゾーン」に分けることができることは前に述べた。その内、人の意識に欠乏感を与えるのは、ネガティブ・ゾーン、ポジティブ・ゾーンであって、満たされゾーン、平安ゾーンには欠乏感はまったくない。

ネガティブ・ゾーンに欠乏感があるのは容易に理解されるだろうが、ポジティブ・ゾーンに欠乏感があるのは少々意外かもしれない。しかし、たとえば名誉や地位や財産があっても、いつも何かが足りないと思うのは、欠乏感のためだし、米がないときには米を求め、米が満ち溢れると、財産を求め、さらに名誉を求めるのは欠乏感ゆえである。

ポジティブ・ゾーンの欠乏感は、それを克服する想念を完成させ、現実にその欠乏感が克服された状態の現象を実現させるように働く。たとえば今、「お金がない」という欠乏感があったとすると、ネガティブ・ゾーンの人は倒産をイメージしたり、夜逃げやホームレスを想像して、「ああなったらどうしよう」と悩むのに対し、ポジティブ・ゾーンの人では、「いつか儲けてロールスロイスに乗ってやる」と、ロールスロイスに乗ったイメージを強く抱くようなものである。

つまり何かを望んで得られたというのは、その人がポジティブ・ゾーンに入っていた証拠ではあるが、そのポジティブ・ゾーンにもやはり欠乏感は入っているのである。

……欠乏感を理解しよう……

では、この欠乏感とは一体どんなものなのだろうか？　それを説明するためには、想念の川の流れる速さの違いを知らなければならない。

想念の川は下から順に透明度が良くなっていることは最初のところで述べたが、もう一つ各ゾーンを特徴づけているものに、そのゾーンを流れる水の速さがある。ネガティブ・ゾーンの最底辺はヘドロを想像していただければおわかりのように、停滞してほとんど動きのないものなのだが、ネガティブ・ゾーン全体としては非常に速いスピードで流れている。

このスピードは、ポジティブ・ゾーンに行くとやや衰え、満たされゾーンでは急激に緩やかになり、平安ゾーンでは流れているのかいないのか、わからないくらいゆっくりとした流れとなる（ちなみにある行法によってネガティブ・ゾーンの底の方に沈んでいっても同じようなゆっくりした動きの流れになっていき、あたかも上昇したかのような錯覚を引き起こすものだが、満たされゾーンや平安ゾーンと決定的に違うのが、一つは意識のもつ視野の広さと、後に述べる「愛」があるかないかの差である）。

今、流れの速い川を想像してみよう。その川の真中に大きな岩等の障害物があったとすると、流れはその岩に当たったところで左右に分かれる。そして、水の当たった反対側（岩の後ろ）に、他の流れとは異なって、水面が少し低く、一種の淀みになったような部分（多くは回転して渦巻状になっている）を作るだろう。が、これに対し、緩やかな流れではこの淀みは明確にはあらわれてこない。

実は、想念の川に沈んでいる意識にもこれと同じようなことが起こり、速い流れのネガティブ・ゾーンでは大きな淀みを作るのに対

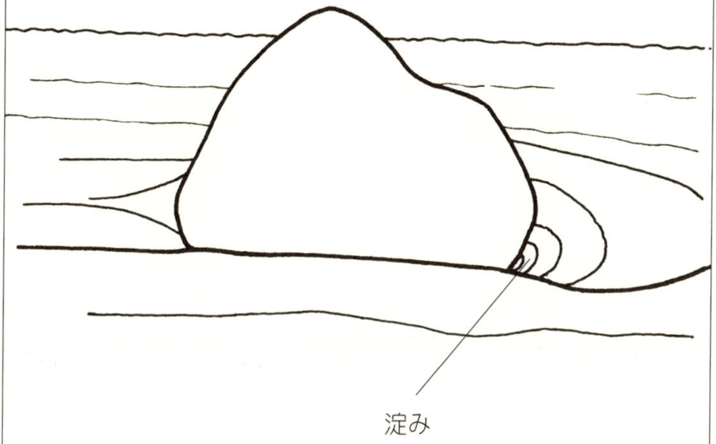

想念の川に沈んだ意識では、川の流れが速く「淀み」ができる。その淀み＝欠乏感めがけて欲望が飛び込んでくる。

し、ポジティブ・ゾーンでは比較的小さな淀みを作ることになる。が、満たされゾーンでは流れ自体が速くないので、明確な形としてはあらわれず、平安ゾーンではまったくそういったものを作ることはない。

この流れの速さによってできた「意識の後ろにできる淀み」こそが、欠乏感と呼ばれるものだと、わたしたちは考えている。そして、欲望とは、ここをめがけて飛び込んでくる性質をもっているのだ。

とすれば、ある程度の速さのあるポジティブ・ゾーンでは、この欠乏感と、そこに飛び込んでくる欲望は絶対に避けられないものということになるが、急激にスピードの衰える満たされゾーン以上では欠乏感や欲望は生じないというのが、一応理解されるだろう。

……欠乏感の克服が大事……………………………

おもしろいのはポジティブ・ゾーンで生まれる淀み（欠乏感）で、このゾーンでは基本的に感情はポジティブであるため、幸せであったり、喜びであったりと、今という瞬間にはとりあえず満足しているのだが、「何かが足りない、それは何かわからないのだけどばくぜんと何かが足りない」というような感じを抱くのである。

その感情ゆえに、誰から見ても充分な地位、名誉、財産があるにもかかわらず、さらに地位、名誉、財産を得ようとする（これが欲望であるとはかぎらない。その方向への新たなる夢かもしれない）。そして大切なのは、その欠乏感の中に欲望は飛び込んでくるということだ。

先にも述べたように、夢のある者にとって欲望は大いなる雑音である。そして、それはふつうの想念が、たとえば犬や猫のようにかなり従順に意識のコントロールにしたがうものであるのに対し、まるで蛇のようにどこからともなく忍び寄って、その人の意識に絡みついてしまうものなのである。したがって、その克服にはまず我慢を覚えることが非常に大切なのだが、より根本的には欲望の入ってこない満たされゾーンに入ることである。そして満たされゾーンに入ることは、すなわち欠乏感の克服であるわけだ。

しかし、もともと欠乏感という実態があるのではなく、沈んでいる想念の川の流れの速さにともなってできる影のようなものである。だから欠乏感の克服とは、すなわち心の中のスピード感の克服になってくるのである。

STEP

2 「満たされゾーン」への浮上

……心の中のスピード感を克服するには…………………

「ポジティブ・ゾーンは、満たされゾーンにくらべると段違いに速い流れをもっている」と説明したが、するとポジティブ・ゾーンにいる意識自身の活動も非常に速いものとなる。つぎからつぎへと多くの想念をつかまえ、多くを完成させて、多くを現実世界にあらわしていくのだ。これは一見すると非常にきらびやかに見えるかもしれないが、その内容をよく観察して見ると無駄なことが実に多い。

これに対し、満たされゾーンでは、流れは極端に緩い。多くの想念をつかまえるのではなく、より少ない想念をとらえ、より完璧に完成させて、一つ一つ確実に現実のスクリーンにあらわしていく。だから、このゾーンにいる意識がとる行動は傍から見ていると、無駄のない動きで、しかも最大限の効果を得るような行動しか行なわない。それはちょうど出す手の数は多いのに、ちっとも有効打のとれないボクサーに対し、ほんの一発か二発のパンチで相手をしとめてしまうチャンピオンの姿に似ている。

ではどうすれば、ポジティブ・ゾーンから満たされゾーンに上がれるか？　ネガティブ・ゾーンからポジティブ・ゾーンへは、ひたすらポジティブな感情（笑いや快活さ）を抱くことによって上がれた。が、ポジティブな感情をいくら作り出しても、満たされゾーンには上がれない。それには別のテクニックが必要となる。それが

「心の中のスピード感の克服」である。

この心の中のスピード感の克服は決して動作やことばをゆっくりとすることだけで達成できるものではない。それは心のスピードと肉体的なスピードはまったく異なるものだからである。たとえば、ふだんから掃除に慣れていないものが、それ大掃除だとかけ声をかけて取り組むと、心の中のスピード感は最高に高まるのに、何をやっていいかわからないため、体はほとんど動かない。これに対し、掃除の名人がやると心の中は非常に落ち着いているのに、手や足だけはチャッチャカ、チャッチャカ非常に速く動く。という具合に、心と肉体のスピードは別次元のものなのだ。

……ゆっくりと呼吸してみよう……………………………

では、どうやって心のスピードを落していくかが、つぎのテーマとなる。それには古来より、いろいろなものが用いられてきた。が、最初はまず心のスピード感がどのようなものかを知る必要がある。わたしたちの多くは当たり前のこととして、このスピード感に慣らされているため、それが異常なことであることにまったく気づいていない。それは地球は猛烈なスピードで回転しているにもかかわらず、それを認識できないのによく似ている。このスピード感を感じることが、最初の取り組みとなるのである。

これには伝統的に肉体を止めるか、極力ゆっくり動かすという方法が用いられてきた。座禅のようなスタイル、気功でいう三円式のスタイル、あるいはヨガで用いられるさまざまなポーズで体の動きを止める。あるいは太極拳や気功、あるいはヨガが示すような、非常にゆっくりとした動きや、ただゆっくりと歩くというのだってある。

そして、ひたすらゆっくりと呼吸を行なうのも非常に多く用いられてきた方法だ。これらは、その目指す目的は別にあるのだが、とりあえず入門段階では、肉体の動きを止めたり、極力ゆっくりと動かすことによって、心の中のスピードに気づかせることにその意味はある。

これは試しにやってみることをお勧めする。何もむずかしいことではない。ゆっくりと呼吸をしてみればよい。深呼吸ではなく、吸う息、吐く息をただひたすらにゆっくりとやってみるのである。もちろんゆっくりと歩いたり、座禅のようなものでもかまわない。そうして、心を観察するのである。

すると、意識がネガティブ・ゾーンに固定されている人、ネガティブ・ゾーン、ポジティブ・ゾーンを行ったり来たりしている人では、心に気になることが引っかかってなかなかとれない。が、ある程度ポジティブ・ゾーンの上部に意識が固定されている人の場合では、この観察をはじめるとおもしろいことに気づく。

体の動きを止めて、ゆったりとした呼吸を行ないながら、想念の川を意識的に観察しようとすると、想念の川の流れは非常に緩やかな流れになり、意識的観察をやめる（というよりは、想念を観察しているのだということを忘れる）と、溢れるような想念がつぎからつぎへと猛スピードでやってくるのだ（ちなみに体に動きを与えたり、呼吸のリズムを崩したりすると、想念を観察しているのだということを忘れやすい）。

猛スピードといっても、視覚的に想念の川が見えるのではなく、つぎからつぎへいろいろなことを考えてしまうということなのだが、一つの考えごとから別の考えごとに移っていく時間が１秒とか２秒という具合に極端に短いのだ。

ところがいざ、そうした想念を観察しようとすると、多くのそうした考えごとは頭には浮かばず、浮かんできたとしても1分に一つという具合に実に遅いのである。

……「意識」を意識的に観察してみよう……………………

こうして人は意識が意識的であるとき、心の中はゆったりとしたスピードが流れ、意識が意識的でなくなると、猛烈なスピードが流れることをしだいに理解するようになってくる。これはすなわち意識的でなくなると、ポジティブ・ゾーンの速い流れに落ち込んでしまうのに対し、意識的な観察を行なうことが意識を流れの緩やかな満たされゾーンに押し上げるということを意味する。

この「意識の意識的な観察」というのが、満たされゾーン以上の一つの特徴となっているのだが、満たされゾーンでは、この意識的観察が途切れがちであるのに対し、平安ゾーンではほとんど途切れない。そして意識本来の位置である、祭壇の前ではこの意識的観察が途切れることはまったくない。その意味で鈴木大拙氏は「禅とは看るものである」と言ったが、正しく意識の意識的観察こそが、禅における中心的テーマとなっているのである。

もちろん意識的な観察だけが、心のスピード感を克服するための唯一の方法ではない。

意識的な観察とともに広く行なわれてきたものに「意識の集中」というのがある。先ほど述べたように、想念を意識的に観察すると心の中に考えごとが浮かぶ頻度は1分間に一つ程度、あるいはそれ以下に落ちる。これがスピード感の克服だとしたが、ならば意識的にあることに意識を合わせて、心の中に別のことが浮かばないようにすれば、スピード感を克服することになるのは容易に想像できるだろう。そして事実、この集中力というのは喧騒の中にあって、その喧騒に煩わされることなく花を愛でるような力を与えてくれるものである。

この場合、集中の対象としてはあらゆるものが役に立つ。伝統的には一点を見つめる訓練、一つのイメージや考えごとを心に固定する訓練、呼吸をひたすら意識したり下腹や足に意識を固定する訓練といったものが与えられるが、要するにつぎからつぎへと考えごとをしない集中であれば、およそ何でも可である。

が、前にも述べたように、この集中訓練の後には、必ずリラックスを取り入れるようにしてもらいたい。それは集中訓練だけだといろいろな弊害が起こる可能性があるからだ。

これに対して、現代の気功では、強力な集中ではなく、集中しているような集中していないような集中という、かなりずぼらな集中のやり方をとることによってその危険性を回避している。その場合、意識の意識的な観察を行なわないとまったく集中から離れ、想念の川の奔流に流されてしまうことになりかねないので気をつけていただきたい。

……「考えない」ことをしてみよう……………………

心の中のスピード感を克服するもう一つの方法として、伝統的には「考えない」というのが用いられてきた。

これまでに示した二つのやり方はどちらかと言うと、心のスピード感を緩め、満たされゾーンに意識をキープするものだったのに対し、これは基本的には心の中のスピード感をまったく止めてしまうことを意味する。そして、それこそが平安ゾーンを特徴づけている特質なのであるが、もちろん満たされゾーンに意識をキープするためにも用いることはできる。

しかし実際のところ、これは意識が意識的な観察を続けられる者でないと、まったく意味のない、というよりは非常に危険をともなうものでもある。考えない訓練とは、明晰な意識で考えないのであって、考えられないように無意識になることではない。明晰な意識をもつことのない無意識は、その訓練（つまり、自称「考えない訓練」「無になる訓練」）によって、容易にネガティブのどん底に引き込まれてしまうのである。したがって、意識の意識的な観察が充分にうまく行なえない者では近づかない方がよいやり方とも言える。しかし、明晰な意識を保ちながらじょじょに考えない訓練をしていく方法ももちろんある。

意識は上昇するにしたがい、想念の川に対しても現実のスクリーンに対しても広い視野を得ると述べた。が、逆に広い視野を獲得しようという行為は、意識を上昇させることになる。つまり、今より少し広い心の視野を広げようとするだけで、意識は上昇することになるのである。すると、心の視野を「無限」に広げようとするとどうなるか。意識は一気に本来の位置に戻ることはないが、一時的に心の中のスピードが急速に衰えて、まるで何も考えていないような状態になるのである。

もちろん心の視野を無限大に広げると言っても、本当に無限大に広がるわけではない。意識の現在の位置に見合った無限なのだが、それでもこれによって意識は少し上昇し、心のスピード感が一時的に衰えるのであれば、有効なトレーニングと言える。

もちろん無限だけが有効なキーワードどはない。「永遠」や「完璧」、有神論者には「神」だって同じような効果を引き出すものである。するとイエスの言った「あなたがたの神が完璧であるように、あなたがたも完璧でいなさい」の一つの意味を理解することができるのである。

もちろん、心の中の視野だけが有効なわけではなく、実際に広々とした空間を見るというのも非常に有効な訓練である。おそらくは誰しも幼いころ夜空の星を見上げて、あるいは沈みゆく夕日を見ながら、ただひたすらボーッとしていた経験をもっていると思うが、そのボーッとしていた意識は決して無意識になったわけではない。

明晰な意識で、その風景を見入りながら、ただただ、心の中のスピード感がなくなったために、何の考えごとも浮かばなかったのである。そしてこの感覚を訓練するのが、視野を広げて心のスピードを落とす方法なのだ。

……自然のスピードを心に取り入れよう………………

これに非常に近い感覚を養えるのが、さまざまな部分を同時に意識するというトレーニングだ。たとえば、気功の世界では、站桩功《たんとうこう》のときに、後ろの気配に気を配り、目は遠くを見、耳は遠くに聞こえるかすかな音を聞こうとし、頭頂部は常に上に引っ張り上げられるように想像しながら、両足はしっかりと大地をつかまえているように……等々、あらゆる意識すべきことを同時に意識してみようというものである。

もちろんこれは少々訓練が必要だが、慣れてくると意識を明晰に保ったまま考えないということが次第にできてくるようになる（もちろん短時間しかもたないが、それでも心の中のスピード感を緩めるのには充分な効果を引き出すことができる）。

以上述べてきたような一種、宗教的な修行だけが満たされゾーンに意識を固定する方法ではない。たとえば、先のこと先のことを先回りして考えてしまう意識の癖をやめて、なるべく今のこの瞬間を大切にしながら、今だけを考えようとする方法や、自然のリズムの

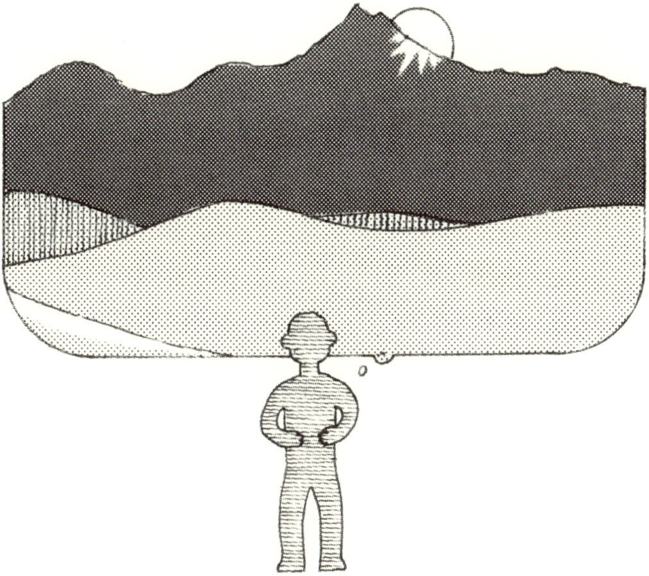

大きな風景を心に描くだけで、心の中の
スピードは急速に衰える。

もつ非常にゆっくりとした変化に意識をしたがわせようという生き方だって、同じように満たされゾーンに意識を固定するすばらしい方法である。

種を植え、それが芽吹き、やがて花を咲かせ、実を稔らせるという自然の移り変りは、よく観察すると人間の心が本来もつべきスピードというものを教えてくれる。あるいは子どもの成長・発達だって客観的に見れば自然のスピードと同じように、非常にゆっくりとしたものである。それらのスピードを心のスピードの中に取り入れていこうとするやり方は、宗教とはまったく無関係に人に大いなる視野の拡大と心の安定、そして満たされているという安らぎを与えてくれるものである。

何もむずかしく考えることはない。焦らず、落ち着いて、しっかりと見て、最終的にはすべてうまくいくと信じて、安心して、というようなことばで示される心の使い方をしていれば、それでいいのである。

……「満たされゾーン」は宗教家の特権ではない………

したがって、この満たされゾーンに入るというのは、宗教家だけがもちうる特権ではない。それはさまざまな経験の中から、心の中のスピード感を克服した者であれば、すべからく入れる意識の空間であり、知識の豊さや、物質、名声の豊さなどともまったく関係のない純粋に意識の勝ち得た特性なのである（ちなみに知識や物質的な豊さは心の中のスピード感をアップしてしまうものとして働く場合が非常に多い。これに対して自然や、すべてのことに対する謙虚さはこのスピードを落とさせるものとして働く）。

ただのお百姓さんや漁師さん、サラリーマンや企業家、あるいは主婦の中にだって、このゾーンにまで至っている人は多い。が、ここに至って人はすべからく宗教的になっていく。それは何宗、何教というような宗教ではなく、自らの拡大した心の中で意識が目にする、つぎなる進むべき道が、心のさらなる拡大を与えてくれる道であり、意識をさらなる上昇へと導いてくれる教えであることを深く理解するからである。そして、この道が本来の宗教が古くから示していた道なのである。

この満たされゾーンに入ること、入ってそこに意識を固定することのできた者を古くから「道に入った者」と言うのだが、ここまで至った者には、一般的に外からのアドバイスはまったく必要ではなくなる。それは拡大した心の中で意識は自らとるべき道をはっきりと認識するからである（したがって、そのような人は本書を読むようなことは、まずないだろう）。

そして本書は宗教を扱うものではないので、ここからのプロセスはさまざまな宗教書に譲るが、すべての宗教的プロセスは、必ずこの満たされゾーンに入ることからはじまるということは強調しておいてもいいだろう。

STEP

3 「愛」の力

……「愛」とは何か……

もう一つ非常に重要なものがある。それは「愛」だ。

多くの人は愛というと、「恋愛、愛情、愛着」といったことばから、燃えたぎる情熱や、何かにのめり込んでいったり、何かを強く引き付けたりすることを想像するが、ここで述べようとしている愛は、そのようなものではなく、有名なコリント人の手紙にある「愛は寛容であり、親切です。また人を嫉みません。愛は自慢せず、高慢になりません。礼儀に反することをせず、自分の利益を求めず、怒らず、人のした悪を思わずに真理を喜びます。すべてを我慢し、すべてを信じ、すべてを期待し、すべてを耐え忍びます」ということばで示されているようなものだ。

では、愛とは何か？ということになるが、わたしたちは、この愛というのを抽象的な概念でもたんなる感情でもなく、非常に具体的な一つのエネルギーとしてとらえている。満たされゾーンに入った意識が雰囲気中に輝かす愛とは、「すべての方向に向け、バランスをもって均等に広げていこうとするエネルギーである」とすることができる。

たとえば今、風船を少し膨らませ、その表面に小さな点をマジック・ペンでいくつか描いたとする。そしてこの風船にどんどん空気を入れて膨らませていったとすると、風船自体が大きくなるのにし

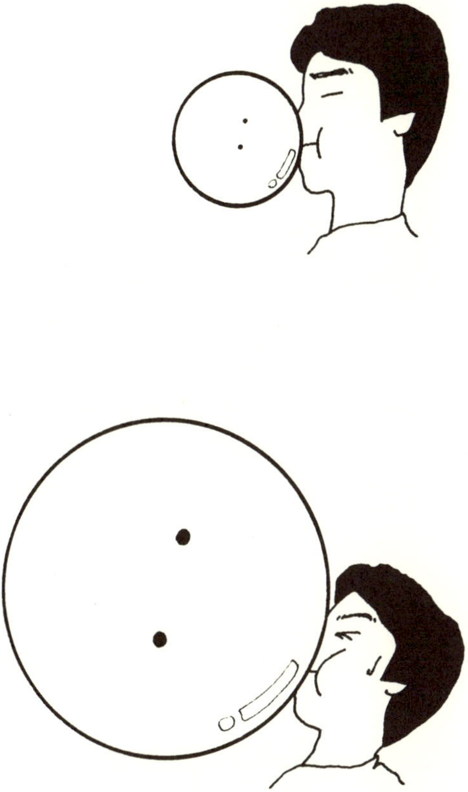

「愛とは具体的な一つのエネルギー」
「満たされゾーン」に入った意識が雰囲気中に輝かす「愛」とは、風船の中の空気のようにすべての点をすべての方向に広げる。

たがい、風船の表面に描かれた一つ一つの点はどんどん大きくなり、点と点の間の距離も大きくなっていくだろう。そして、愛とはこの場合の空気のようにすべての点をすべての方向に広げていこうとする力なのである。

実は、この風船の例はビッグ・バン以降の宇宙の膨張を示すモデルとして、よく用いられるものだが、そう考えると宇宙を宇宙たらしめているエネルギーが愛ということになって、宇宙は愛に充ち充ちていることになる！

それはよしとして、前書では、精・気・神のエネルギーを、それぞれ内に入ってこようとする陰と、外に広がっていこうとする陽の、二つがセットになったもの（その形から６と９とした）として述べたが、この愛というのはまったくそれ自体独立したもので、セットになるペアは存在しない。したがって人間の中では、この愛が、あるかないかの違いしかない。そして、この愛が生まれれば、そのすべての点を全方向に広げていこうとするその性質上、たとえば精気の凝縮、感情の６、知性の巻き込みといった病気の原因をまるで、トランプのジョーカーのようにオールマイティーに解消していってしまうのだ。

するとなぜ病気になるのか？　「それは愛がないから」ということになり、愛を説いて実践してもらうのが、もっとも効率的な病気治療になる（が、愛ではお金はもらえない。そこでわたしたちは気功を教えているのである！）。

……愛のエネルギーを広げよう……………………………

意識が満たされゾーン以上にある人では、愛のエネルギーは具体的には、胸から放射状に広がっていくエネルギーとして、雰囲気を

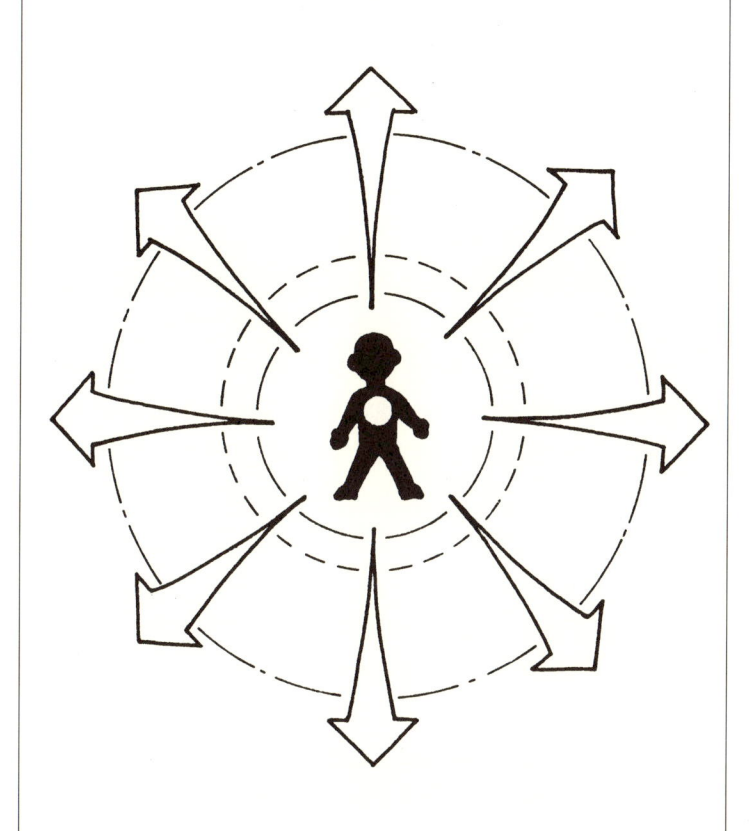

「満たされゾーン」以上の人では、愛は胸から放射状に広がっていくエネルギーとなる。愛のエネルギーが胸から広がった瞬間、心の視界は飛躍的に拡大する。

外に外に押し広げるような形で働いている。

もともと雰囲気の大きさというのは、心の視野の広さをあらわすもので、ネガティブ・ゾーンにある人は小さく、ポジティブ・ゾーンではそれよりも少し大きな程度だが、この満たされゾーンに留まり、愛のエネルギーが胸から広がった瞬間、飛躍的に大きくなる。これが、そのゾーンに入ったものが、あるとき感じる突然の視野の拡大なのである。

そして、胸から広がった愛のエネルギーは雰囲気中のすべての点をすべての方向に拡大しようとするために、その個人は「満たされている、充足している」という感じしか心に抱けない。つまり、満たされゾーンの満たされている感覚は、たんなるイマジネーションの産物としての満たされているのではなく、雰囲気中に広がった愛によって具体的にもたらされる感覚なのである。

満たされゾーンにおいて、この愛のエネルギーによる意識の視野の拡大と充足を得たものは「すべてがこれでよかったし、すべてはこれでよい。すべてはなるようになるのであって、それらはすべてよい。世の中に間違ったことはなく、これからもない」ということを直観的に理解するもので、この直観が心の中のすべての批判を消し、人々に対する絶対的な信頼と謙虚さを生み出すことになる（しかし、この直観の内容は愛の拡大があってはじめて意味をなすものであって、愛がそこにないのであれば、かなり危険な考えである）。

……「消極的愛」のトレーニング……………………………

では、どうすれば、愛のエネルギーを雰囲気に広げることができるのか？　これは満たされゾーンに意識を固定するしかない。

人は一瞬このゾーンに入っても、そこに固定することができず、すぐに転落してしまうため、愛をつかめないでいるのだが、このゾーンに意識を固定できた人では、いつかある日、必ず愛のエネルギーが広がるのを感じるものである。そして、それは多くの場合、突然の変化としてやってくる。

どうすれば満たされゾーンに意識を固定できるかというと、わたしたちが「消極的愛の実践」と呼んでいるトレーニングを行なうことが非常に有効な方法となる。それは、「行ないにおいて、ことばにおいて、そして思い（想念、言語、イメージ）において、誰をも何をも傷つけない」トレーニングである。

これは伝統的には肉食をしない、殺生をしない行ないとして強調されてきたものだが、一般の人々にとっては行動で傷つけるのは殺された肉を食うことと、ゴキブリや蚊をパッシとやったりシューとやったりするくらいで、それほど意識の上昇の妨げにはなっていない。それよりも多くの妨げを与えるものが「ことばと思い」だ。形ばかりジャイナ教徒のようになるのではなく、「ことばや思い」といった目立たないところで誰かを、何かを傷つけない訓練の方がはるかに大切であることは知っておいた方がよいだろう。

このトレーニングのおもしろいところは、一日これを心がけるとつぎの日は意識が必ずわずか上昇し、より広い視野と心の落ち着きが得られたのをはっきりと感じる点だ（もちろん違反したつぎの日にはまた転落しますが)。この「消極的愛の実践」は、ネガティブ、ポジティブ・ゾーン、どちらの人も実践していただきたい。

……「平気」のトレーニング……………………………………

ポジティブ・ゾーン以上の人ではもう一つ「平気」のトレーニングというのも大切な訓練になる。

わたしたちは日常さまざまな経験をする。その経験の種類によっては、心の中、とくに「感じ」というものが激しく波立つような状態になることが、ままある。たとえばワッと驚かされたときや、スリラー映画を見ているとき、失敗したときやとっても恥ずかしい思いをしたとき等々、心の中がひどく波打つ状態になるものである。

こうした心の波立ちは、雰囲気の中ではギザギザをもった波状のもの、あるいシワのようにその部分だけ縮こまってしまったようなものとして感じられるのだが、このギザギザ（あるいはシワシワ）がしばらく雰囲気の中に留まると、それは非常に具体的な6の巻き込みを形成していき、心配や恐怖、後悔や怒り、あるいはイライラという感情を形成していくことになる。

これを最初の波立ちから消してしまおう、あるいははなから起きないようにしてしまおうというのが、このトレーニングである。

愛のエネルギーはすべての点を全方向にバランスをもって均等に広げていこうとするエネルギーだった。だから、このトレーニングではその波立ちを抑えつけるように、もみ消すように消してしまうのではなく、雰囲気（心）の中から外へ押し出してしまおうという努力となる。が、その波立ちを排除してしまおうというようなものではなく、感情的に満たされた、あるいは平静な感じを雰囲気一杯に広げることによって押し出してしまおう、あるいははなからそうしたザワメキが起こらないようにしてしまおうというやり方なのである。

しかし、人はすべてのことに対して、愛のあり方を実践していないまでも、非常に部分的にこの心のさざ波を押しやってしまう心の使い方（すなわち愛）を実践している。

たとえば、散歩をしているとき、道に落ちている犬の糞を踏んだとしよう。「あっ、やった！」と、心にさざ波が立つのに対し、自

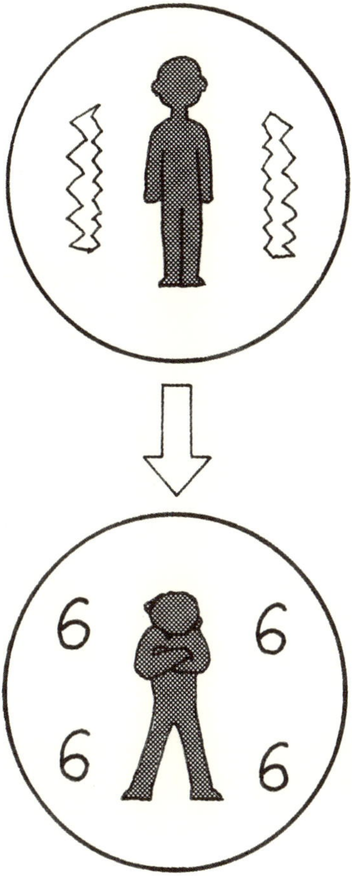

心の波立ちはやがて具体的なネガティブ感情（6）（イライラ、心配、恐怖、後悔、怒り）を形成する。

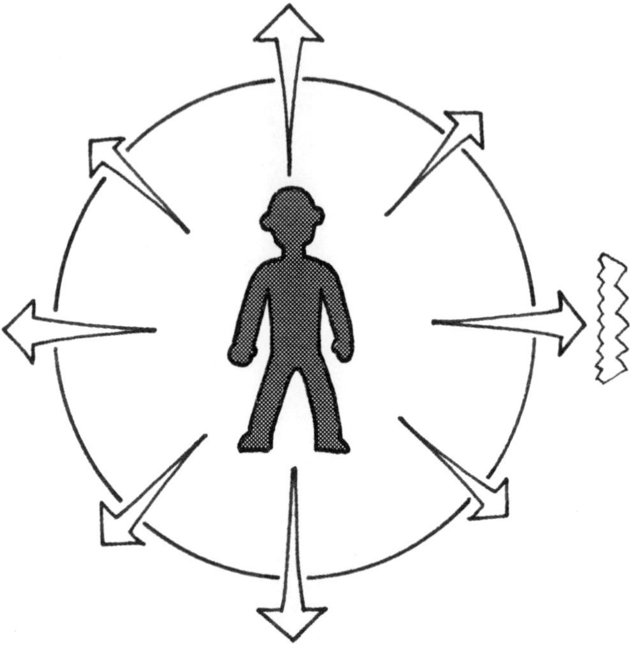

「平気」のトレーニング
満たされた、平静な感じによって心の中の波立ちを雰囲気の外に押し出そう。

分の生んだ子どものオシメを取り替えているときに、少々子どもの大便が自分の手に付いても、心にさざ波など立たない。片や素肌でなく、靴で踏んだとしても心にさざ波が立つのに、同じ大便を、しかも素肌で触れても心にさざ波は立たない。いったいこの違いはどこから生まれるのだろうか？

この差こそが実に愛があるかないかの違いであり、すべてのものごとに対し、心の中にさざ波が起きるのを阻止しようというのがこのトレーニングの主眼である。

……片寄ったわたしたちの愛の方向……………………

今、「愛のエネルギー」というのを純粋に力のベクトルと考えていただきたい。すると満たされゾーン以上の人の雰囲気の中で、愛のベクトルはその人の胸を中心にきれいな放射状を描いて広がっているのに対し、ポジティブ・ゾーン以下ではそれがかなりランダムにさまざまな方向を向いている。

こうなると、愛のベクトル同士相殺されて、雰囲気の中に愛の特性はまったく発現してこない。が、愛のベクトルがなくなってしまったわけでは決してない。

このあたりのことは磁石と鉄の関係を思い出していただければ、理解しやすいだろう。磁石の中にも鉄の中にも同じように磁石の粒子は存在するのに、それが一定の方向にきちんと整列しているのが磁石で、それがランダムに向いていて、その力が互いに相殺されるため、磁石の性質をもっていないのが鉄という関係である。

そして、人はたとえば恋人や自分の子どもに対し、俗に愛という感情を抱くことによって、雰囲気中の愛のベクトルをその方向にかなり統一をもったものとして整列させることができる。つまり、他の人であれば心に大きな感情のザワメキを作ってしまう出来事も、このベクトルが向かっている方向、つまり愛する子どもや恋人に対しては、愛の広がっていく性質ゆえに、そうした波立ちを外に排除してしまうのである。

常識的に考えればわかるだろうが、恋人同士が繰り広げる肉体的な愛のバトルは、愛があるからできるのであって、誰に対してもできるような性質のものではない。すると誰に対しても肉体関係を結べるというのは愛本来のもつ全方向へのベクトルになっているかというと、これはたんにH（これは変態さんの頭文字だそうです）好きなだけである。

ちなみに、愛のこの全方向性は多くの人と肉体的な関係をもつことで築かれるかもしれないという考え方はむかしからあった。変態さんにとってはまことにありがたい考えだが、これで得られるベクトルの統一は決して放射状にはならず、一つの方向性に全体のバランスを崩してそろうだけである。つまり、そうした考えはまったくの誤解に過ぎないのである。

……心のザワメキが起こる方向を見定めよう…………

同じことでも、ある場合には、心のザワメキが起こり、ある場合には起らない。あるいはある人に対しては起こり、ある人に対しては起こらないという違いがわかったら、そのザワメキが起こるところが愛のベクトルの向いていない方、逆にザワメキの起こらない方が愛のベクトルの向いている方であるのがわかるだろう。そして、そのザワメキを何とか静めるようにするのが、この平気のトレーニングである。

実際のところ、どうするかは非常に伝えにくいものだが、いった

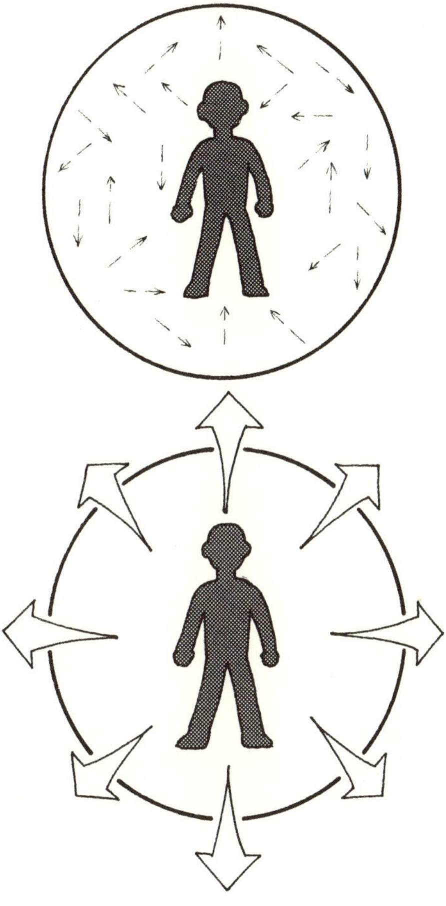

「愛」は誰の中にもある力のベクトルで、多くの人はそれがランダムな方向に向いているために力をもたない。それに対し、「愛」のある人では放射状にそろっているため力をもつことができる。

ん要領を得れば、それほど困難なものではないことがわかるもので、とりあえず、失敗しながらも、何度もやってみることである。

たとえば、誰かと話をしているとき、相手の一言が原因で心の中にさざ波ができたとしよう。これをそのままにしていると怒りになったり、落ち込みになったりしていくのだが、心の中にさざ波（あるいはシワ）ができたと感じた瞬間に全身の力を抜いて、ゆっくりと深呼吸でもしながら、ひたすら力のベクトルがそのさざ波（シワ）を広げてしまうように意識するのである。この場合、大切なのは相手のその言葉や、相手そのものを思うことではなく、あくまでも心の中にできたシワを対処するのである。

このトレーニングは、実際は、ある程度気にしないトレーニングの基礎がないと、かなりむずかしく、相手や相手のことばを気にしていたのでは、とてもできるものではない。相手や相手の言葉をすぐに気にならなくすることのできた人が、それでも心の中にできる余韻のさざ波を消してしまおうというトレーニングだからである。

まぁいわば、気にしないトレーニングが行く手にある大きな大便の山を水できれいに流してしまおうというようなトレーニングで、この平気のトレーニングがそれでも残る残り香を完全に消してしまおうというようなトレーニングとなる！　だから、大便の山を処理できないものが、その香りだけを消す努力をしてもまったく無駄であるように、まず、気にしないトレーニングが充分にできていない者では、はっきり言ってまったく意味をなさないトレーニングとなるのである。

……人は自分には愛のエネルギーを使っている………

わたしたちの多くはいまだネガティブ・ゾーンに沈んだままで、

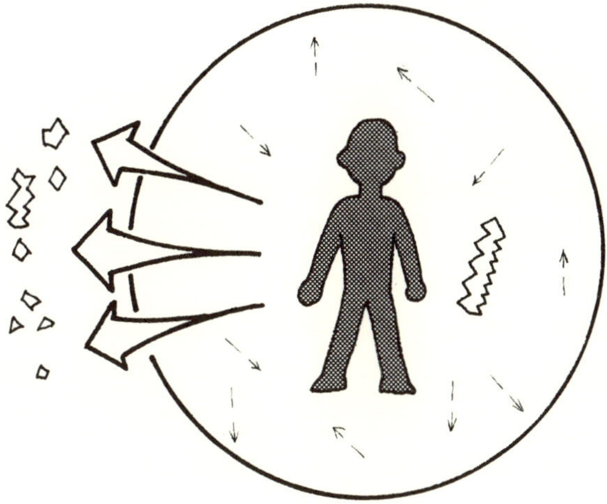

「愛」ある対象に対しては愛のベクトルがそろうため、心の波立ちを自然に外に押し出してしまう。「愛」の対象でないものに対しては容易に心の波立ちを作ってしまう。

ポジティブ・ゾーンにいる人は少数で、満たされゾーン以上にあるものは、きわめてわずかだ。つまり、わたしたちの多くは、実に狭い意識の視野しかもっていない。そして、その視野には何が見えているかというとほとんどの場合、自分しか見えていない。

そして、意識の視野に入ったものに対しては愛のエネルギーを使えるが、その意味で多くの人は自分にだけは完璧に愛のエネルギーを使えている、つまり、自分だけしか愛していないのである。

他人の糞は踏んでも嫌な感じ（これが愛の欠如です）がするものなのに、自分の糞だと平気でつかめる（つかめないかもしれませんが）し、他人のへは、ちょっと匂ってもクサく感じるのに、自分のへだと、ビニール袋に入れて、それを深く吸い込んでも平気（ではないかもしれませんが）なのだ。この「平気である」ことが、愛のエネルギーの大いなる証しなのだが、わたしたちは、何はともかく自分自身に対しては絶対的に平気なのである。

自分の失敗には実に寛大で、自分には驚くほど親切で、何より自分の馬鹿さ加減に対しては、信じられないほど耐え忍んでいるのである。

が、ここで注意してもらいたいのは、その人が利己主義だからそうなるのではない。その人には愛の力が充分にあるのに、意識の視野に自分だけしか入らないために、自分だけしか愛せない状態になっているのである。その意味では利己主義という主義が独立してあるのではなく、意識の視野の狭さのために、利己主義的な考え方や行為が生まれるだけなのである。

……「恋愛」とは何か……

しかし長い人生の中で、この自分だけがその視野のすべてを占めている状態に決定的な変革を迫る衝動が訪れる。それが「恋愛」と呼ばれる感情である。

もちろん恋愛が、愛の本来的な意味である、すべての点をすべての方向に広げるものではないが、少なくとも、それまで意識の視野に自分だけしか入っていなかったところに相手を割り込ます行為であることは確かである。そして、相手のことを自分を愛しているように愛そう、その人の立場や気持ちを理解しようとする行為であることにはまちがいない。とすれば、それは全方向とまではいかなくとも、小さいながら愛が本来もっている拡散のエネルギーを実践することになる。

誰もが知っているように、恋愛には多くの欲望がともなう。これは本来の意味での愛に反するものだ。なぜなら欲望や欠乏感が完全に消え去ってしまったところにあらわれるのが、本来の意味での愛だからである。このいわば、「恋という欲望」と「愛」という相反するエネルギーが一つの感情の中に生まれる妙味が、恋愛を経験する誰しもに人生のダイナミズムを感じさせ、いつまでも人々の心をとらえて放さない、人生における永遠のテーマとなっているのだろう。

しかし、この恋（欲望）と愛という相反するエネルギーが均衡を保ったまま、あり続けるということはまずない。もしも仮りに均衡を保ったままの恋愛であれば、そのうち「飽きる」という衝動を感じ、その恋愛の対象に何の興味も感じなくなるだろう。が、多くの場合どちらか一方にその比重が移ってくる。恋（欲望）に方に片寄ってくると、恋にともなうさまざまな衝動が満たされていくにしたがい、恋そのものが消えていってしまう。

が、愛に比重が移ってくると、その愛の状態をさらに発展させようという方向に進んでいく。なぜなら愛の本質は単純な拡散だけではなく、その内に発展、展開といった質的な向上を促進させる働きも含んでいるからである。そして、こうなると人はまちがいなく結婚に結びついていくことになる（といっても両者がともにそうである場合にかぎる。またこれ以下、同性愛者、不倫といった少数派は考慮に入れてません）。

……「積極的な愛」……

こうして結婚生活がはじまる。その段階で両者とも恋ではなく、愛を意識したとすれば、つまり、自分の視野の中に相手もきっちりといれて、相手の気持ちや立場を理解しようと努めるとすれば、俗にいう幸せな結婚生活は約束される。が、まだ恋愛気分が残っているのであれば、その恋という欲望の大きさにしたがって、苦しい目に遭うかもしれない。それは恋という欲望が決して意識の視野の中に自分以外を入れさせず、相手に対してこちらの望みを要求していくだけの衝動となるからである。

だいたい、ふつうはこの恋が消え去ったころに子どもが生まれる。多くの場合、人はこのとき、新たな愛の感覚に目覚める。とは言っても、もちろん目覚めない人もいる。そうした人が多くの悲惨な事件を起こしていくことになるのだが、とりあえず非常に多くの人はそこで、もう一つの愛の感覚に目覚め、その子の立場になって考え、その子の気持ちをわかろう、そして、その子にとって必要な行動を考え、その行動を助けていこうとする態度を生み出す。つまり、その子どもという宇宙の中での点が、自らの力であらゆる方向に拡散、発展、展開していくのをひたすら援助しようという態度である。

愛とは実にそのようなものである。

そしてわたしたちは、そのあり方を「積極的愛」と呼んでいるのだが、これは一般には消極的愛のトレーニングや平気のトレーニングが充分にできた後に取り組んでいくものなのだが、子育てに取り組む母親は無条件にその状況に追いやられるわけである。

では具体的に積極的愛とはどのようなものだろう？

まずそれは克明な観察からはじまる。そして、その子（あるいは他の誰か）の立場になって考え、感じようとし、その子にとって必要なものを必要なだけ援助していくあり方である。それは決して常識的に言われることから、相手の考えや感じを決めつけ、こちらの気分しだいで与えたり、与えなかったりするという援助とはまったく異なるもので、多くの場合、絶妙のタイミングで多過ぎも、少な過ぎもしない、まったく的確な分量で与えられるのである。

逆に愛のない、形ばかりの援助はちょうど速く稔らせようと苗をひっぱったために枯らしてしまった話のように、まったく的外れの援助になったり、水のやり過ぎで根を腐らせてしまったり、肥料のやり過ぎで草丈ばかりが大きくなって、ちっとも実が成らないというように、その匙加減を大きく誤ってしまうもので、これは愛とはほど遠い、たんなる御節介である（ちなみにこうした御節介おばさんほど自分は愛情深い人であると思っているのは、滑稽であると同時に、迷惑な話である）。

愛とはすべての点をすべての方向にバランスをもって均等に広げようとする力であると述べたが、このバランス感覚のよさというものが、積極的愛を保証するものである。そしてそのバランス感覚は心のスピード感が克服されて、克明な観察ができなければ絶対に達成することのできない感覚なのである。

いくら愛が援助であるといっても、場合によってはただ見守るだけで、何も援助しないことが本当に必要な場合だってあるし、見守ることさえしないのが、一番求められる場合だってある。その見極めができなければ、それは御節介と言って差し支えないのである。

……愛のある行為は自立を促す……………………………

この積極的愛には一つの方向性がある。それは人類全体の悲願である想念の川から抜け出す方向と、その人が意志と夢とによって進んでいる方向での援助である。となると、これは祈りに非常に近いものになるが、祈りは思いによる援助だったのに対し、この愛は思いだけでなく、行為やことばがけといったように非常に具体的な形をとったものとなるところが違う。

さらに、この積極的愛には、そのベースに人類は最終的にはみな想念の川から抜け出られる、個人は自らの力で夢を実現していくことに対する絶対的な信頼と絶対的な期待感がある。それが、場合によってはただ見守るだけの行為や、逆に見ないふりというのを生み出させるのである（これに対し、祈りでは絶対的な信頼や期待とはまったく無関係に存在する）。

そして、基本的にそれは自立を促すような援助となる。たとえば、子どもが手の届かないところにあるボールを一生懸命取ろうとしていると、それを代わりに取って上げるのではなく、取り方を教えたり、椅子を用意してあげるというような援助であるし、ストーブの側で遊んでいる子どもを見て、「危ないから遊ぶのはやめろ」と言うのではなく、ストーブのまわりに柵を作って、より安全に遊ばせようとするような工夫である。

そう考えると、世の中に横行している多くの人が行なっている愛の行ないは、実に愛のない行ないである場合が非常に多い。そもそも愛の行為という行為は独立しては存在しない。ただ、愛の状態にある人がいるだけで、愛の状態にある人が行なう行為は何をやって

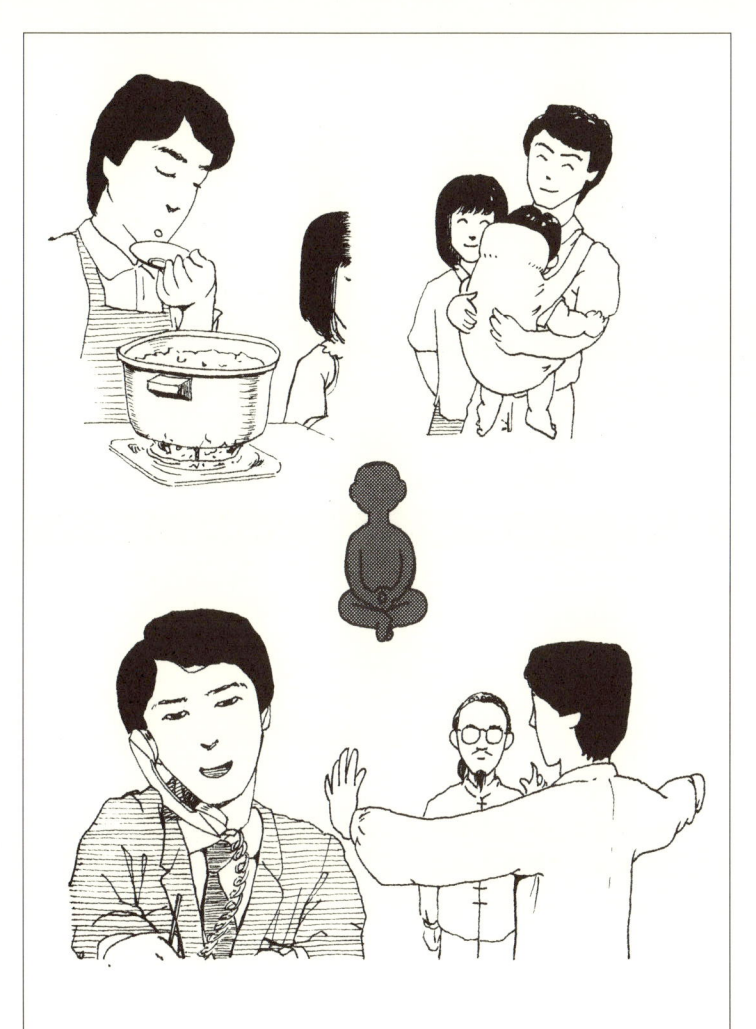

「積極的愛」には、人類は最終的にはみな想念の川から抜け出られる、個人は自らの力で夢を実現していくことに対する絶対的な信頼と絶対的な期待感がある。

も愛の行為になり、愛の状態にない人が見せかけだけの愛の行為をやっても、多くはトンチンカンなものにならざるをえないのである。

この愛ある行為と愛のない行為を非常によく示す童話に「太陽さんと北風さん」というのがある。旅人の厚いコートをどちらが脱がすことができるか、太陽と北風が競ったという話だが、愛の代表である太陽さんの示すリラックスした感じや、バランスのよい感じ、そして何よりスピード感のなさに対して、愛のなさの代表である北風さんの、緊張した感じ、バランスの悪さ、そして性急さが、実にうまく対比して語られているもので、何となく愛ある行為と愛のない行為の違いが理解されるような感じを与えてくれる。

……すべての人・ものに「積極的愛」を……………………

さて、こうして積極的な愛を、自分の子どもに対して、あるいは他の誰かに対して行なうことができたら、つぎのステップは、その積極的愛をすべての人に、すべてのものに向けるという作業に入っていくことになる。それは愛のもつ本質的な性質が、すべての点に対し働きかける性質をもつからだ。

では、なぜそんな面倒臭いことをしなければならないのか？　それは人間本来そのようなものとして、祭壇の前に立っていたからで、その訓練なしにはそこには決して至れないからである。しかし、いまだ、ただ一人の人に対しても積極的愛のトレーニングをはじめていない人は、すべての人に対してそれを行なうには、気が遠くなるくらいむずかしいもののように思えるのに対し、誰か一人でもこれをトレーニングし、それなりにうまく使えるようになった人は、むずかしいのはむずかしいにしても、気が遠くなるほどではなく、「まぁそのうちできるようになりそうだぞ」と思えるものなのである。それは愛の行為、実践が大切なのではなく、愛のある状態こそが大切であることを理解するからだ。

そして、そのことが理解できた者にイエスは「あなたの敵を愛しなさい」と説く。すべての人を自分の視野に入れ、自分と同じように考えられるようになる前に、まずわたしたちにとってもっとも視野に入れにくい、敵を愛せるようにならなければ、決してすべての人を愛せるようにはなれないというのがイエスの言わんとするところである。

そして、これをクリアーできたとき「神を愛せ」という最後の愛の状態が求められる。それは神の立場になって神が求めていることを知ろう、感じようとし、そして神がしようとしていることを援助しようというあり方なのだ。

神がいるのかいないのかは、とりあえずよしとして、イエスは終わりに近づくと偽のキリストや救世主があらわれると予言した。ニセモノであるか本物であるかは、けっきょくのところ、それを判断する一人一人に委ねられるしかないのだが、要はそこに愛があるかないかの見極めになる。それはすべての点をすべての方向に、バランスをもって推し進めようとする力なのか、あるいはある一つの恣意的な方向へ進めようとする力なのか、愛なのか御節介なのか、あるいは押しつけなのかという判断である。そして、もっとも大切なのは、その本人の夢や意志を絶対的に尊重するものなのかどうなのかという見極めである。

イエスは、「わたしがあなた方を愛したように、あなた方もお互いに愛しなさい」と言った。それは御節介や押しつけではなく、一人一人がその本人の意志と夢の力を最大限に振るえるように、わたしは努力した、そのように、あなた方も一人一人の意志と夢が、最大限に活かせるように、そして、すべての人がこの想念の川から抜け出せるように、援助しなさいという教えだったのである。

わたしたちの多くは確かに愛の状態からほど遠い。が、人間が本来の意識の位置を取り戻すためには、この愛を確固たるものにする以外に方法がないと、断言してもいい。

そして、一応の理屈がわかったら、後は一歩一歩それを実践していく以外に、この想念の川から抜け出る方法はない。けれども、一歩踏み出せば、二歩目はずいぶん楽な歩みになるはずだ。ぜひ自分なりに愛を実践していただくことをお勧めする。

著者紹介

李敬烈　（リ　ケイレツ）

1958年生まれ。北海道大学中退。明治鍼灸学院卒業。
現在、気功健康教室で教え、心と体の健康アドバイザーとして活躍。
著書に、『だれにでもできる気功健康法』『夢があなたを変える』（新泉社）、『気で効く本』（双葉社）、『今日から変わる　10分間イメージ・ヒーリング』『人生向上トレーニング』（サンマーク出版）。訳書に『気功療法実践』（新泉社）、『イニシエーション』（共訳、AABライブラリー）その他がある。

イラスト　白石　学
装　　幀　勝木雄二

心の癒しマニュアル――気功健康法「心」編

1995年8月5日　第1版発行
2008年4月5日　新装第1刷発行

著者＝李敬烈

発行者＝株式会社　新泉社
東京都文京区本郷2-5-12
振替・00170-4-160936番　電話 03-3815-1662　FAX 03-3815-1422
印刷・萩原印刷　　製本・榎本製本

ISBN978-4-7877-0807-6